つらい症状がなくなる！
ヘソさすり

KKロングセラーズ

まずはこれだけ覚えましょう

「ヘソさすり健康法」のやり方

「ヘソさすり健康法」のすごい効果

- 不調を整える
- つらい痛みを取る
- 病気を予防する
- 心が穏やかになる
- 若返る！

おなかにこのような症状を感じる人はすぐに始めましょう

- 冷えている
- 奥にしこりがある
- まわりより固い部分がある
- 押すと心地よい痛みを感じる場所がある
- 奥に拍動を感じる場所がある

痛みやつらさがすぐになくなる「ヘソさすり」のやり方

おヘソを中心としたおなかのなかを意識します。手のひらをおなかにあてて、強く押さないように注意しながら、やさしくなでるようにさすります。

横になってやりましょう

立っていると内臓は少し下がってしまうのです。「ヘソさすり」は、基本的に仰向けに寝てやりましょう。少し体調が悪いと感じたり、リラックスしたいときにおすすめです。特に、寝る前に布団のなかでおなかをさすると、気持ちよく入眠できます。

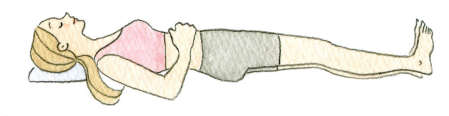

基本のさすり方

1 まず大腸の上をさすります。
❶右下腹部回盲部からスタートして→❷肋骨の下側→❸左に折れて左の肋骨の下側→❹左下腹部までを大きく、なでさすり上げます。一周にゆっくり5秒ほどかけて、ぐるぐると1～2分さすります。

2 次に、❺小腸の上を小さな円を描くようにくるっとさすります。3分ほど行ないます。

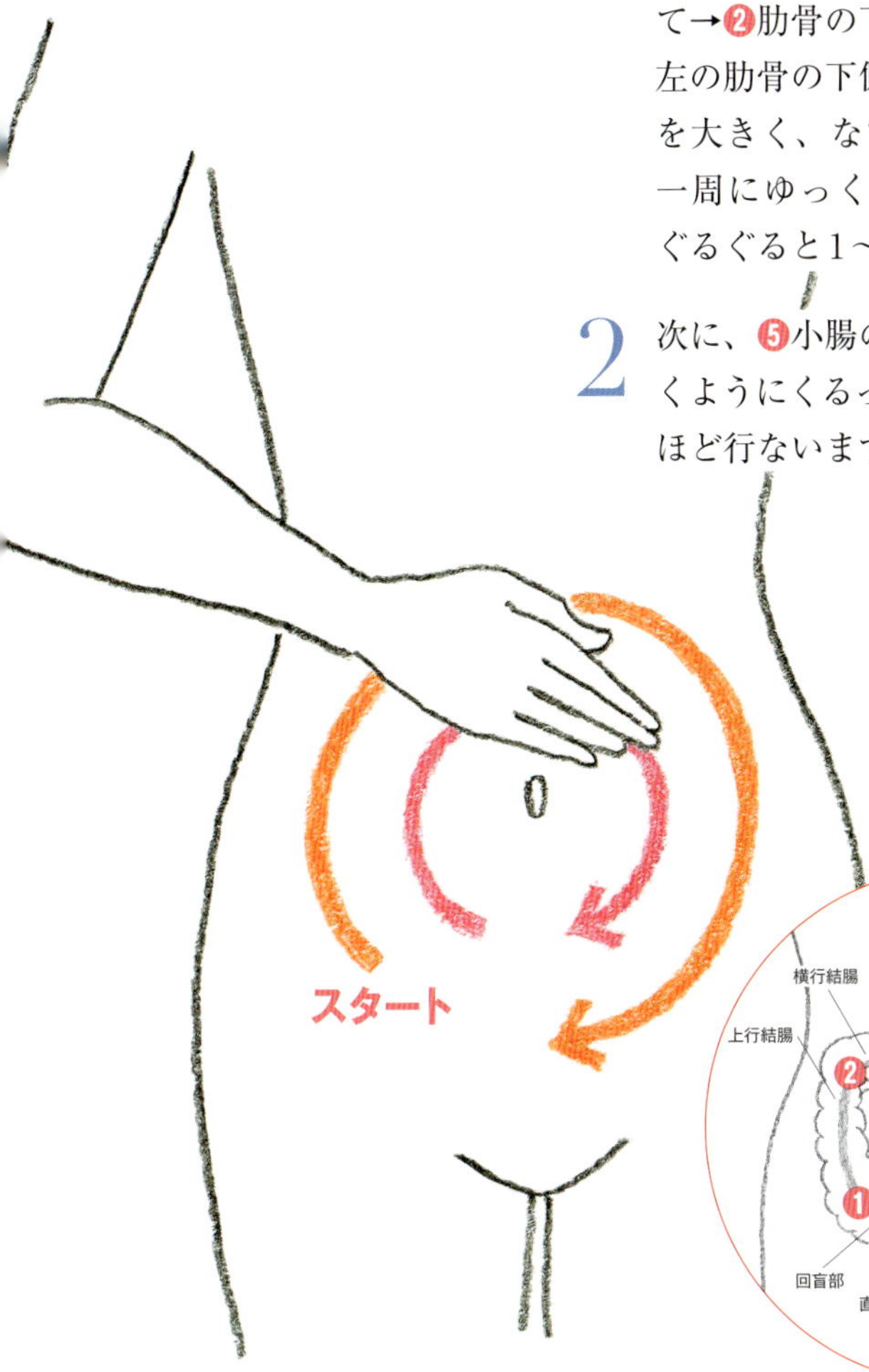

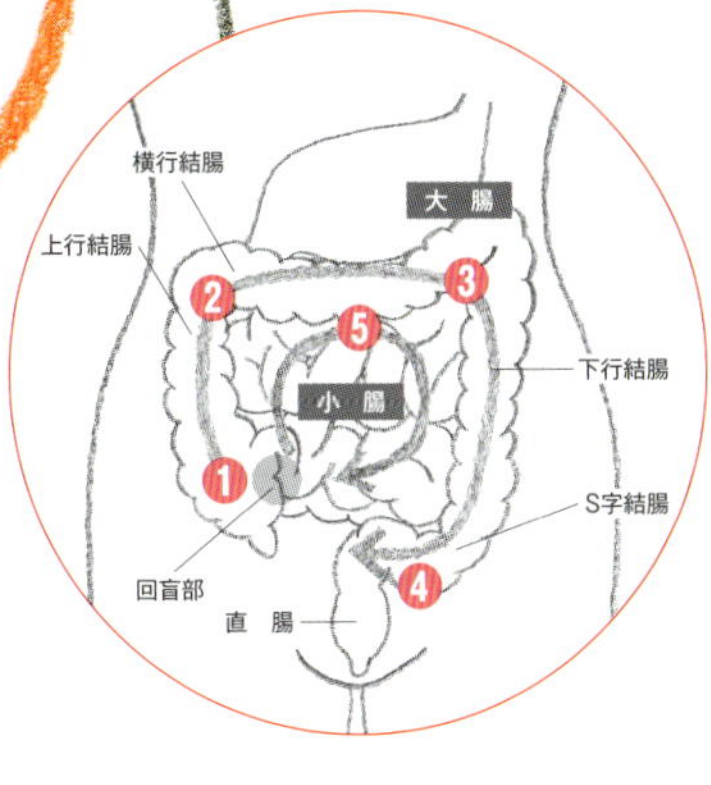

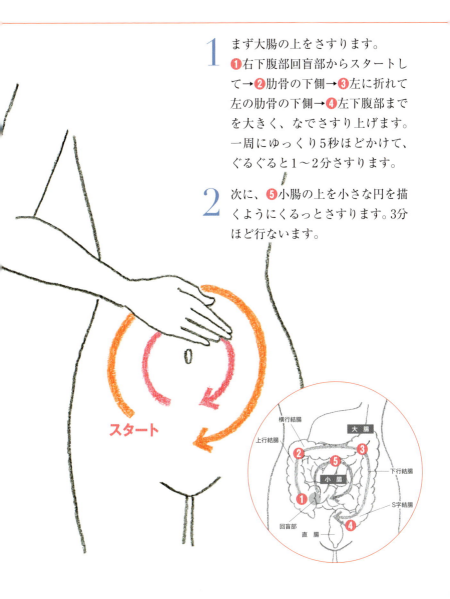

応用　つらい症状を改善する場所をさする

内臓が弱っていることで、体のあちこちに不調が表れます。基本のさすり方が終わったら、自分の不調を改善するエリアをさすりましょう。

Ⓐ力のエリア

めまい
耳鳴り
ほてり
頭痛
肩コリ・首のコリ
背中のコリ・ハリ
痛み
ひじ痛
手の冷え
二日酔い
不眠
胃痛
イライラ
怒り
不安
集中力がない
やる気が出ない
プチうつ
ヒステリー
物忘れ

Ⓑヘソまわりエリア

過食・拒食
腰痛
膝通
生理痛・月経不順
更年期障害
（ほてり・ホットフラッシュなど）
体が重い、だるい
カゼ気味
やる気が出ない

Ⓒ永遠の活力エリア

便秘・下痢
手足のむくみ
頻尿
性力アップ
排尿障害
（残尿感・排尿痛）
生理痛・月経不順
膝痛
更年期障害
（ほてり・ホットフラッシュなど）
肌のトラブル
（肌荒れ、肌のたるみなど）
老け顔
小じわ

Ⓓ美のエリア

冷え
手足のむくみ
腹痛
胃もたれ・消化不良
肌のトラブル
（肌荒れ・肌のたるみなど）
老け顔
小じわ
ぽっこり下腹
花粉症・アレルギー
疲れやすさ

Ⓔ元気のエリア

臀部の痛み
股関節痛
脚の冷え・むくみ
こむら返り
細脚・美脚になる

Ⓕ迷走神経エリア
（基本のエリア）

動　悸
息切れ

体の不調を改善するエリア

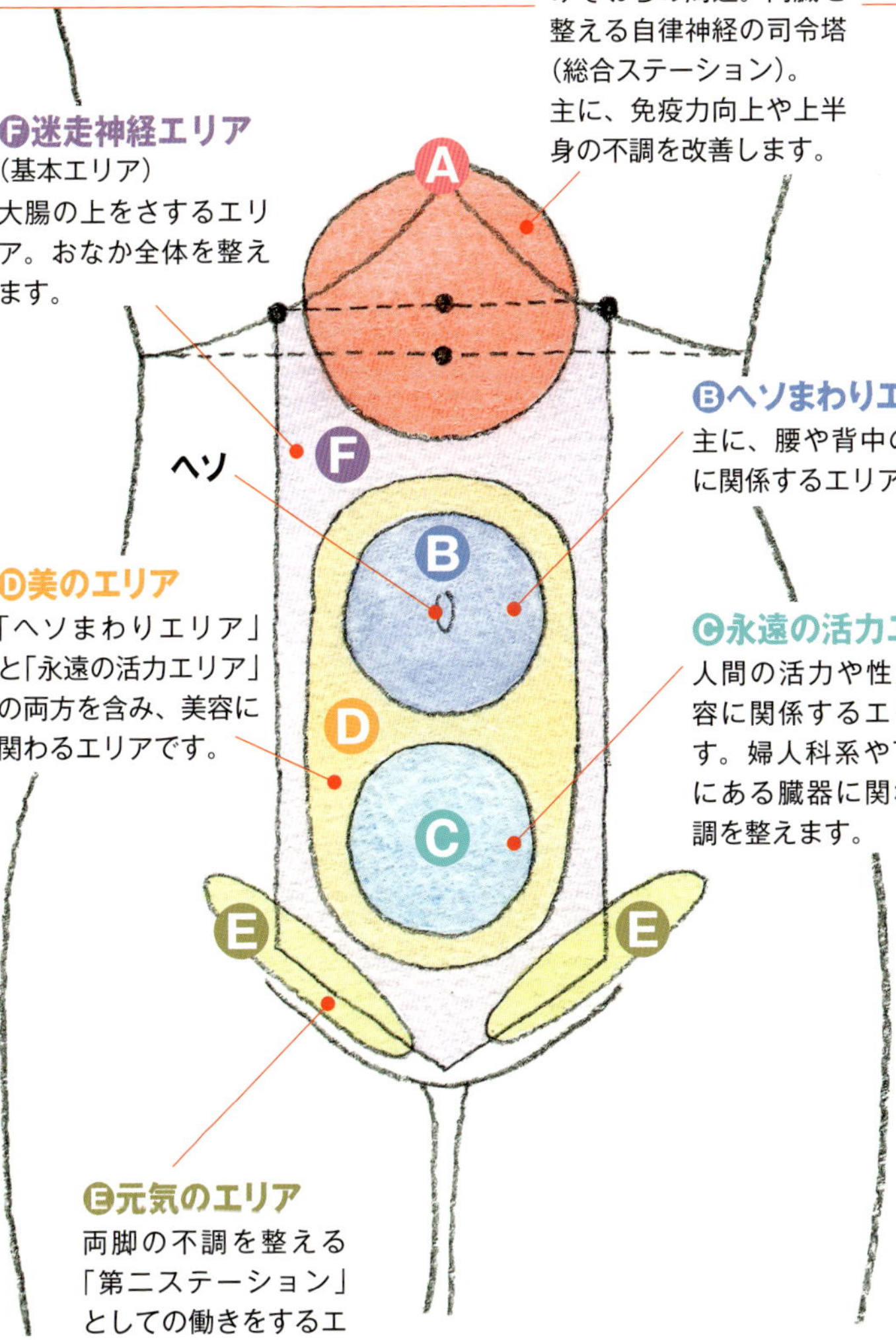

Ⓐ力のエリア
（太陽神経叢エリア）
みぞおちの周辺。内臓を整える自律神経の司令塔（総合ステーション）。
主に、免疫力向上や上半身の不調を改善します。

Ⓕ迷走神経エリア
（基本エリア）
大腸の上をさするエリア。おなか全体を整えます。

Ⓑヘソまわりエリア
主に、腰や背中の不調に関係するエリアです。

Ⓓ美のエリア
「ヘソまわりエリア」と「永遠の活力エリア」の両方を含み、美容に関わるエリアです。

Ⓒ永遠の活力エリア
人間の活力や性力、美容に関係するエリアです。婦人科系や下腹部にある臓器に関わる不調を整えます。

Ⓔ元気のエリア
両脚の不調を整える「第二ステーション」としての働きをするエリアです。冷えを改善します。

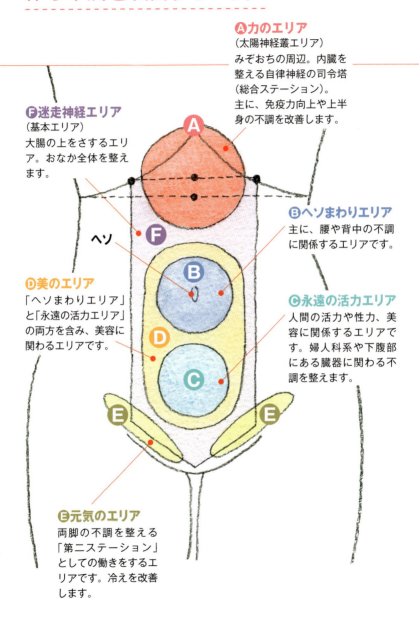

不定愁訴は なぜ起こるのでしょうか？

ほとんどは おなかの不調が 原因です

　おなかには「第二の脳」といわれるほど、多くの自律神経が集まっています。自律神経は臓器がうまく働くようにコントロールしているため、自律神経のバランスが崩れると内臓の働きが弱くなってしまいます。

　とりわけ免疫機能の多くを担っている小腸と大腸の機能が低下すると、免疫力が落ちて、体全体のつらい症状を引き起こしてしまうのです。

つらい症状がなくなる！
ヘソさすり

はじめに

なぜ、「おなかをさする」だけでつらい症状が取れるのか？

「どこも悪いところは見あたりません。健康ですよ」

体のどこかが痛くて医療機関に行き、ありとあらゆる検査をしたあげくに医師からこう告げられ、重い心を抱えたまま家路につく――。つらい痛みは確かにあるのに、原因疾患がわからない。

多くの人が、このような経験をお持ちでしょう。

人は誰しも何らかの痛みや苦痛を抱えています。しかし、その痛みの原因となると、見あたらないことがほとんどなのです。このように原因が特定できないにもかかわらず、体に不快感や痛み、違和感がある状態を「不定愁訴」と呼んでいます。
実は、この「不定愁訴」の九割は腹部に起因します。

普段から肩のコリや背中のハリがあり、ストレスを抱えてイライラしたり、不安や怒りに心が支配されている人たちに共通しているのは、おなかのみぞおちの部分に固いしこりがみられることです。

みぞおちは、おヘソのやや上で、左右の肋骨の一番下の骨を線で結んだ中央あたりを指します。みぞおちの奥にはたくさんの神経が存在し、自律神経を整えて内臓を正常に働かせています。

自律神経のコントロールがうまくいかなくなると、自律神経失調症という状態が起き、内臓が正常に働くことができなくなります。

なかでも、人間の免疫機能の多くの部分を担っている小腸と大腸に大きな影響を与えます。小腸や大腸の機能が低下したり働きが弱くなると、免疫力も低下して、カゼをはじめとする病気にかかりやすくなります。

ひいては、体全体の不定愁訴を引き起こすことになってしまいます。

痛みには、大別すると二つの種類があります。

まず一つは、気質的なものからくる「生理的な痛み」。二つ目は、これが案外侮りがたいのですが、「心理的な痛み」です。

「心理的な痛み」とは、痛みを自分の頭の中に刷り込んで「自分は痛いはずだ」と思い込んでしまう痛みのことです。

意外なことに、「痛み」をすべて消し去ってしまうと、人は不安にかられるようになることがあるのです。いわば「無痛不安症」ともいえる感情です。「痛かったはずだ」「痛いはずだ」と考え、痛みが戻ると「ほーら、やっぱり痛いじゃないか」と、安心感にも似た思いを抱きます。

このような、「痛みを感じることで自分の存在を確認している」ようなケースがしばしば見られます。

人は痛い期間が長ければ長いほど、その痛みを学習していきます。ところがその痛みを消失させてしまうと、痛みのあった期間が長いほど無意識にその状態に戻ろうとするのです。

仮に、痛みがないことを「正の状態」、痛みがあることを「負の状態」としましょう。このとき、「負の状態」の痛みを取り去るには、生理的にも心理的にも「正の状態」に置き換える必要があります。

スポーツなどで生じた外傷性の痛みも、受傷直後から負の学習が始まります。不自然にかばう動作をしたり、動けるはずなのに動こうとしなくなったりするのです。これらは、まさに負の学習の象徴です。

「負の状態」と「正の状態」の逆転をはかり、「痛くない」という意識づけを長期間に渡ってつけることができれば、多くの不定愁訴は解決していきます。

では、どうしたらいいのでしょうか?

「不定愁訴」のほとんどは、おなかをさすればなくなります。

手でおなかをさすっていると、おなかの奥がポカポカと温かく感じてきます。さらに、やさしい弱刺激を与えることで内臓の働きも活発になり、自律神経が整えられて体全体の不定愁訴が解消していくのです。

やがて痛みやつらさはなくなり、「正の状態」に変わります。この「正の状態」を、負の学習期間よりも長く続けていくことが大切です。

私が自宅でできる「ヘソさすり健康法」を考えたのは、施術所に来所する患者さんたちがあまりにいろいろな不定愁訴に悩まされていたことからでした。その状態をなんとかして差し上げたいと思い、私が「ヘソさすり健康法」を提案すると、やがて「痛みがなくなりました」「つらさがなくなりました」というされしい声をたくさんいただくようになりました。

そこで本書では、実際に施術し、その声を聞きながら私が考案した健康法をお伝えします。体全体を整えるおなかのさすり方から、個々の不定愁訴の症状を改善させるエリアに絞ったさすり方などを、具体的にわかりやすくご説明していきます。

やろうと思ったことを途中で中断すると、再び苦痛に向き合うことになります。痛みやつらさを大げさにとらえる必要はありません。おなかさすりを続けるという、ちょっとした発想の転換を日常生活のなかで習慣化することが大切です。

このような日々をお送りいただければ、痛みやつらさから解放される日も遠くはないでしょう。

この簡単で誰にでもできる健康法によって、一人でも多くの人が快適な毎日を送っていただけるなら、私にとって望外の喜びです。

石橋輝美

つらい症状がなくなる! ヘソさすり　目次

まずはこれだけ覚えましょう
「ヘソさすり健康法」のやり方

Part.2 やってみよう！「ヘソさすり」……56

応用編1 おなかの不調部分をさする
●おなかの「弱っている部分」の見つけ方 68

応用編2 体の「不定愁訴を改善するエリア」をさする 70

Ⓐ力のエリア（太陽神経叢エリア） 71
●このエリアが関係する不定愁訴
めまい、耳鳴り、ほてり、頭痛、肩コリ・首のコリ、背中のコリ・ハリ・痛み、ひじ痛、手の冷え、二日酔い、不眠、胃痛、イライラ、怒り、不安、集中力がない、やる気が出ない、プチうつ、ヒステリー、物忘れ

Ⓑヘソまわりエリア 74
●このエリアが関係する不定愁訴
過食・拒食、腰痛、膝痛、生理痛・月経不順、更年期障害（ほてり・ホットフラッシュなど）、体が重い・だるい、カゼ気味、やる気が出ない

Ⓒ永遠の活力エリア 76
●このエリアが解決する不定愁訴
便秘・下痢、手足のむくみ、頻尿、性力アップ、排尿障害（残尿感・排尿痛）、生理痛・月経不順、膝痛、更年期障害（ほてり・ホットフラッシュなど）、肌のトラブル（肌荒れ・肌のたるみなど）、老け顔、小じわ

D 美のエリア　78
●このエリアが解決する不定愁訴
冷え、手足のむくみ、腹痛、胃もたれ・消化不良、肌のトラブル（仇あれ・肌のたるみなど）、老け顔、小じわ、ぽっこり下腹、花粉症・アレルギー、疲れやすさ

E 元気のエリア　80
●このエリアが解決する不定愁訴
臀部の痛み、股関節痛、脚の冷え・むくみ、こむら返り、細脚・美脚になる

F 迷走神経エリア　82
●このエリアが解決する不定愁訴
動悸、息切れ

Part.3
〈体験談〉
「ヘソさすり健康法」でつらい症状が改善！……84

●自分でさするだけで、元気な体に戻れる 86

Q：毎年秋になると、体のあちこちに不調が表れます。どうしたらいいのでしょうか？　128
A：夏に体を冷やしたことが原因です。夏の過ごし方を改めましょう。
Q：その日によって違う場所が痛むのです。この痛みをなくすことはできないでしょうか？　130
A：まんべんなくおなかの外周をさすり続けましょう。
Q：いつも体が冷えています。それに肩コリ、腰痛、便秘にも悩まされています。このつらさをなくすためのよい方法はないでしょうか？　132
A：おなかを温め、溜まっているガスを出しましょう。
Q：仕事中におなかをケアする方法はありませんか？　134
A：長時間座り続けることで脚やおなかが冷えます。おヘソとみぞおちの間にカイロを貼ったり、鼠蹊部をさすりましょう。

装幀・本文デザイン　斎藤伸介
本文イラスト　片塩広子
編集・構成　高木香織
カバー写真　lightwavemedia/PIXTA

Part 1

「ヘソさすり健康法」のすごい効果

おなかには臓器を支配する自律神経が集まり、
「第二の脳」とも呼ばれています。
コリや痛みといった体の表面に感じる不調は、
内臓が弱まっているために生じます。
つらい症状に悩まされたら、
おなかを軽くやさしくなでさすりましょう。
おなかの中が温かく感じるようになり、
内臓が元気に働き出します。
すると自然に体の不調も整っていきます。

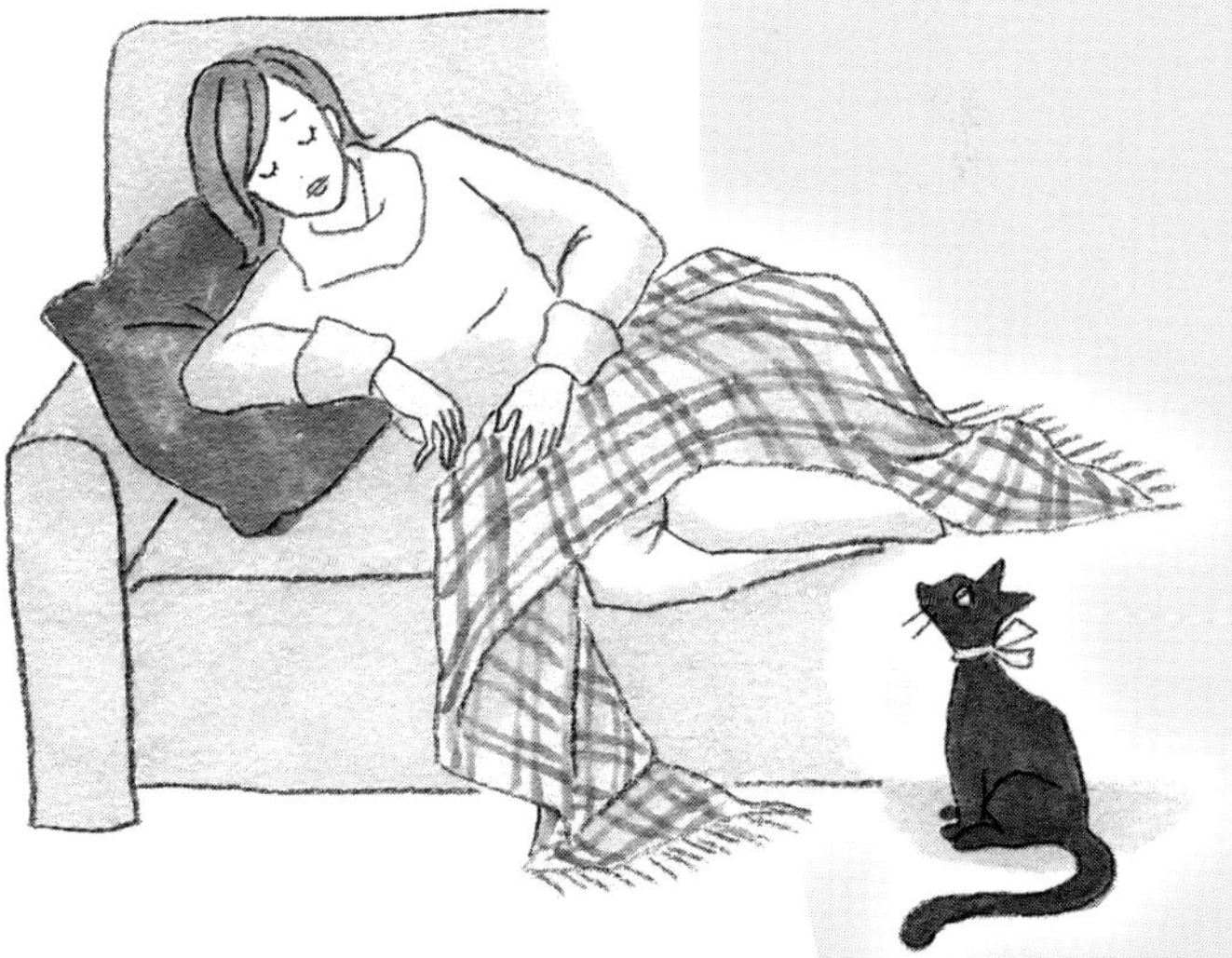

自律神経の集まる「第二の脳」

小さな子どもがぐずっているとき、母親が無意識におなかや背中をさすってなだめるという行為が古来より伝えられています。あるいは、急におなかが痛くなったときに、おなかに手をあててなでさすっているうちに落ち着くこともあります。

これらはごく自然に行なわれていることばかり。ではなぜ、おなかをさすると気持ちも痛みも落ち着くのでしょう。

不安やイライラしているとき、急におなかが痛くなったりしたときに、おへ

ソの上あたりの「みぞおち」をグーッと押すと、奥のほうに重苦しい感覚があるのがわかります。じつは、ここは「第二の脳」といわれる太陽神経叢が存在する場所なのです。

おなかには、胃腸をはじめとする多くの臓器が収納されています。これらの臓器は、誰がどのように働かせているのでしょうか。

食事のとき、人は自分の意思で料理を噛んで飲み込みます。また、食後にはトイレに行き、自分の意志で排尿排便を行ないます。

ところが、このほかの消化や吸収などといった臓器の働きは、自分の意志とは無関係に自律的に進められていくのです。このとき、臓器がうまく働くようにコントロールしているのが「自律神経」です。

そして、この「自律神経」をコントロールしているところが、「第二の脳」と呼ばれる「太陽神経叢」なのです。

自律神経が乱れるとおなかを壊す

「自律神経」にはお互いに相反する性質を持つ「交感神経」と「副交感神経」の二つの神経があり、お互いにバランスを取り合いながら臓器を健全に働かせています。食事をすれば自然に胃腸がちょうどよい具合に働いて消化をし、吸収した栄養を体の中に循環させるのです。それらは、自分の意志とは関係なく、体がごく自然に行ないます。

ところが、臓器の働きに影響を与える場合があります。それが「心の動き」です。

ふだん、臓器は「副交感神経」の支配によって快適（健全）に働いています。「副交感神経」は穏やかで平穏な生活のときに優位に働いている自律神経の一方です。

不安を感じたり気持ちが苛立っていると、食欲が落ちてしまいます。無理に食べると胃が痛くなったり、おなかを壊して下痢になることすらあります。

また、緊張した際にドキドキしたり手のひらが汗ばむような状態も起こります。

これは心が不安定なために「交感神経」がたかぶり、「副交感神経」の支配が弱まっている、つまり自律神経のコントロールが乱れているために起きる状態です。

心の乱れが「自律神経失調症」を招く

「自律神経」は「交感神経」と「副交感神経」がお互いに拮抗しあいながらバランスを保っています。そのため、どちらか一方が亢進してしまうと、もう一方は減退してしまうのです。

このバランスが崩れた状態が長く続くと、「自律神経失調症」に移行します。

「自律神経」は自分の意思で制御できるものではないのです。自分の意志とはおかまいなしに、自律的に稼働しているのが自律神経です。

ところが、自律神経に「自分の心」が過度に干渉することがあります。入社試験の面接がある、取引先の人と会う、目上の人たちにプレゼンテーションしなければならないといったような場合、人はだれでも緊張します。すると交感神経が亢進し、結果としておなかが重苦しくなったり、もっと極端な場合は胃が痛くなったりするのです。

このように自分の意志とは無関係に動いている自律神経に、悲しみやつらさ、緊張などといった「自分の心」が過度に干渉したとき、「自律神経失調症」になるのです。

「心の不定愁訴」がイライラに発展する

しばしば、不安な気持ちを抱えてむやみにおびえたり、イライラして何かにつけてまわりにあたるような人がいます。しかし、それは実体のない不安であったり、おびえだということを本人も気づいていないのです。

例えば、会社のなかで同僚とうまくいかない、上司に意地悪されるといった対人関係のストレスを抱えている人もいます。自分の思うとおりに物事が進まないことに苛立つこともあるでしょう。

すると心の中に不平が発生し、高じて不満に変わって日常的なイライラに発展していきます。

いわば、日常的に抱いている「心の不定愁訴」です。

自分の心に振り回されている状態です。いずれどこかで爆発したり、自分が押しつぶされてしまいそうです。

解決の方法として、「心にゆとりを持ちましょう」といわれることがあります。

けれども、こういった状況のときに心に余裕を持つというのは難しいことです。そんなことはできないのです。

不調を整えれば、心の平安も取り戻せる

会社人間関係が円滑にいかない、例えば上司や同僚からの理不尽ないじめなどは、外から受ける「外的要因」です。一見、それが問題の根本原因に思えます。これが解決できれば、心も穏やかになりそうです。

しかし、突き詰めて考えてみると、原因は自分の中にある「内的要因」によることも少なくないのです。日常的にストレスにさらされている日々が続くと、そのことによる心理的な支配により、自分自身をがんじがらめにしてしまうのです。

もともと自分の中にあった不平や不満が、対人関係のストレスの形を借りて

表面化する。そのお手伝いをしているのが自律神経です。心の動きに自律神経が敏感に反応し、体の痛みやつらさといった形で心の不満を表現するのです。

逆の見方をすれば、自律神経の乱れからくる体の不具合を整えれば、心の問題も解消し、平安を取り戻せるのです。

小腸と大腸の働きが弱まると、病気になりやすくなる

おなかにある臓器の中でも、人間の免疫機能の約七〇パーセントを担ってい

る、とりわけ重要なものが小腸と大腸です。小腸と大腸の機能が低下して働きが弱くなると、カゼをひきやすくなったり、病気にかかりやすくなったりします。また、近年問題になっているアレルギー（代表的なものはアトピー性皮膚炎）も一因といえるでしょう。

心配ごとや悲しいできごとがあったときのことを、思い浮かべてみてください。

食欲がなくなったり、何を食べても胃が重くてもたれる状態になったり、背中が張ったりすることが稀ではありません。

そんなときは、おなかを支配している交感神経はたかぶっていて、おなか全体の働きは低下しています。

内臓の働きも低下していますから、食べたものが小腸にたどりついても、十分に消化吸収されないままに大腸に運ばれます。小腸から大腸に移行する部分は回盲部《かいもうぶ》といいますが、十分に消化されない食べ物は、回盲部に滞留してしまうのです。

そうすると、下腹部が張って重苦しさを感じ、軟便や下痢を起こします。おなかの調子を整えるためにも、常に自律神経が正常に機能するような状態を継続させることが、健康を保つ秘訣となります。

免疫機能を担う小腸と大腸

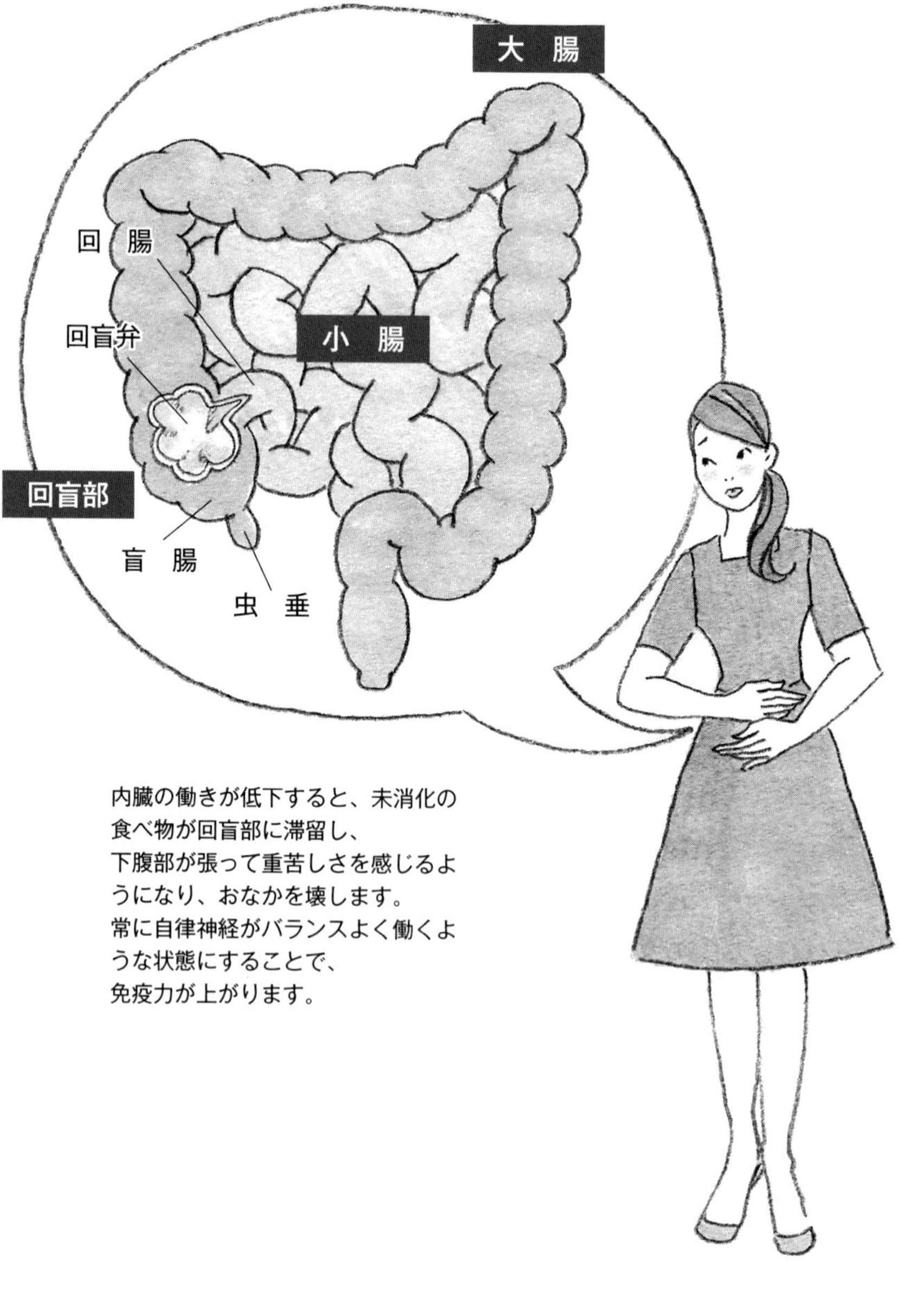

内臓の働きが低下すると、未消化の
食べ物が回盲部に滞留し、
下腹部が張って重苦しさを感じるよ
うになり、おなかを壊します。
常に自律神経がバランスよく働くよ
うな状態にすることで、
免疫力が上がります。

「おヘソのまわりをさする」だけで、体の痛みが解消する

自律神経のコントロールが乱れてしまったときに効果的なのが、「おヘソのまわりをさする」こと。おなかを軽くやさしくなでさする——「按撫《あんぶ》」するようにしましょう。

ヘソのまわりを「按撫」すると、やがておなかの中や背中がポカポカと温かくなってくるのがわかります。おなかの中の温度が上昇したのは、血液やリンパの流れがよくなったからです。

すると、自然におなかの中の臓器の働きもよくなっていきます。

内臓疾患が肩コリや腰痛の原因になる

ここで注目したいのは、おなかの臓器が健全に働くようになると、下痢や便秘、強度の肩コリや首のコリ、背中のコリやハリ、腰の痛み、膝の痛みといった日常の不定愁訴もいつの間にか解消してしまうという事実です。

コリやハリや痛みなど、体の表面に感じる不定愁訴は、おなかの中の臓器の不具合によって生じることがあります。これを「内臓体壁《たいへき》反射」といいます。

例えば、慢性的に胃が弱かったり不具合のある人は、背中にコリやハリが出ることが多いのです。また、心臓疾患があると、肩が痛くなることもあります。

こういった「内臓体壁反射痛」は、体全体に波及します。

体の表面の痛みは、ほかの疾患の「幻象痛《げんしょうつう》」

内臓体壁反射痛は、体の疾患部分の代わりに痛みを発している「幻象痛」でもあります。悪いのはおなかの中の臓器なのに、現象として痛みが表れるのは肩や首、背中であったりするわけです。

たとえば、腰の痛みに悩まされている人が病院を受診します。あらゆる検査をして、その結果、「腰の骨の問題です」と断言されると、本人も納得してしまいます。

けれども、治療が始まってもいっこうに痛みはなくならない。さまざまな治療を受けながら、何年にもわたって苦しみ続ける人がいます。

痛みが解消しないのは当然です。腰の痛みの原因は、そこにはないのですから――。そのことに、早く気付かなければなりません。

このように、体の表面に感じる痛みは、その箇所に原因疾患が存在しない場合が多くあります。したがって、痛みを感じる場所をどれほど治療しても痛みはいっこうに改善されないケースも少なくないのです。

そこで、不定愁訴の原因場所であるおヘソのまわりを按撫すれば、その結果として体表面の痛みも楽になるというわけです。

「ヘソさすり」をすることで、肩コリや首のコリをはじめ、背中のハリ、腰痛、脚の冷え、中高年以降のご婦人の膝の痛みもやわらぎます。

おなかの中の自己診断法

肩コリや腰痛などの不定愁訴が、おなかの不調からくるものだった――。

このことを自分で確かめる方法があります。

先ほどお話しした、食べたものが小腸から大腸に移行する回盲部には、逆流を防ぐために「回盲弁」という組織があります。「回盲弁」があるのは、ちょうどおなかの右下あたり。おなかの不調があるときにその一点を指で押すと、激烈な痛みを感じます。

しばしば右側の下腹部に激しい痛みを感じた人が、盲腸を疑われて病院でさまざまな検査をしたけれども、原因がわからないといったことがあります。下腹部に確かに痛みがあるのに、病院の検査には所見が表れない――。

それは検査の数値では表せない、おなかの不調によるものなのです。

おなかの不調がもたらす不定愁訴

では、おなかの不調がもたらす不定愁訴には、どのようなものがあるのでしょうか。

まずは、小腸や大腸に未消化の食べ物が滞ることから生じる下痢や便秘です。便秘が続くとおなかが冷え、ひいては全身の冷えを招きます。すると、布団に入ってもなかなか眠りに入ることができなくなってしまいます。かりに寝付いたとしても、眠りが浅く、ぐっすり眠ることができません。お小水が近くなって目が覚めることもあります。

便秘をしている人の約六割から七割の人が、不眠に悩まされているのです。

病気の面からはどうでしょう。

世の中には、カゼをひいてもすぐに治る人と、ずるずると長引いてなかなか治らない人がいます。

先にお話ししたように、小腸と大腸は体の免疫機能の約七割を担っています。カゼはおなかの免疫機能の低下からくるものと考えても過言ではありません。おなかの調子が悪くなると、体全体がだるくなったり、カゼをひきやすくなるのです。

大腸はS状結腸でカーブをして、直腸と肛門へとつながります。この大腸下部のちょうど前側に子宮があります。

ご婦人に少なくない激しい生理痛も、小腸と大腸の不調があると生じます。生理痛は、不思議なことに毎月は起こりません。多くの場合、隔月に起こります。それは、子宮を挟んで左右に存在する卵巣が毎月交互に排卵しているからです。

「ヘソさすり」で花粉症改善からダイエットまで

ひるがえって考えると、自律神経のコントロールを正常にし、小腸と大腸を

整えれば、体の免疫機能が高まり、不定愁訴の多くは改善するのです。

小腸と大腸を整えるために、自分でできる「ヘソさすり」が効果的です。

例えば、近年、花粉症のようなアレルギー性鼻炎が取りざたされていますが、その歴史はそれほど古いものではありません。この三〇～四〇年ほどの間に増加しています。

花粉症も、自律神経を正常にしておなかの臓器のコンデションを整えることで改善させることができます。

胃腸の悪い人は、おおむね肌のキメが荒く、カサカサしています。

そのような人でも、小腸と大腸のコンデションを整えれば水分や栄養分の吸収がスムーズにできるようになり、必然的に体内の水分量も充実して、「肌がうるおい、若々しいツヤやハリ」が得られるようになります。
おなかを整えることは、美肌効果につながるというわけです。

日ごろからおなかをさすることによって、毎日定期的にすっきりと排便することができるようになれば、間接的にダイエットにも結びつきます。
おなかの機能がよくなるとおなかがすくようになり、食事がおいしくいただけるようになります。食べ過ぎが心配かもしれませんが、それよりも代謝機能が向上していますから、**「しっかり食べているのにダイエットできる」という、うれしい流れになります。**

年齢や性別を問わず、ただ単におなかをさするだけで自律神経のバランスを日常的にコントロールすることができ、免疫力がアップして、ひいては健康な

長生きにつながるのです。

さらに、自律神経のコントロールが正常になることで、実体のないイライラや不安感も解消して、物事を前向きにとらえて平穏な生活ができるようになります。

「痛み」からの解放

繰り返しになりますが、特定の原因がわからないままに体のあちこちに「痛み」を感じることを不定愁訴といいます。

では、なぜ人間は「痛み」という感覚に支配され続けているのでしょう。

じつは、「痛み」という感覚は、その人その人の頭の中で構築された一つの概念なのです。

人によって、痛みの受け止め方はそれぞれ違います。ある人にとってはさほどでもない痛みでも、別の人にとっては、耐えがたい苦痛として感じることがあります。これを感覚受容域値といいます。

また、痛みをいつまでも頭から離すことができず、常に痛みを探す作業をしている人もいます。このような人は痛みを感じることで自身の存在確認をしているのです。仮にこのような人から痛みをまったく消失してしまうと、不安にさいなまれることもあるほどです。

じっとして静かに過ごしているときには、自分の「痛み」にとじこもり、どんどん「痛み」が増してしまうのです。

その逆に、何か楽しいことをしていたり、うきうきしていると、自分の「痛み」をすっかり忘れていた、ということもあります。

このように、「痛み」というのは脳の中で感じる感覚です。「痛み」の九割近くは、脳の中で勝手に構築された感覚であるといっても過言ではありません。

確かに、ケガや病気といったできごとのために、「痛み」をある期間感じたとしても、その痛みが未来永劫に渡って継続して続くわけではないのです。

「痛み」という感覚を脳が感じたとき、すでに「自分は痛いんだ」という刷り込みが起こります。そして、その期間が長ければ長いほど、そのあと「痛み」の支配から解放されるのは難しい作業となります。

「痛み」の期間が長いほど戻りやすい

人間の体は、常に一定の状態を保とうとする機構が備わっています。それを「恒常性保持機能（ホメオスタシス）」といいます。

長い期間にわたって痛みを感じ、痛みと付き合って過ごしてきた人は、「痛み」

という負の状態が学習され続けています。

ですから、何らかの方法で、一時的に「痛み」を改善したとしても、またすぐに元に戻ってしまうのです。

「マッサージに行ったときは痛みが消えたけれど、すぐに元に戻った」

「病院で手当てをしてもらったけれど、翌日にはすぐに戻った」

という苦言を耳にすることがしばしばあります。

本当なら、痛みのないことが正の状態であるはずなのに、痛みのある負の状態が長かったために、そこに戻ろうとしてしまうのです。

「正の学習期間」を継続する

そこで「痛みのある状態」に戻ろうとする体の習性をどう抑えるかが、重要になります。

「痛み」に戻らないようにするためには、正の状態、すなわち痛くない状態を「これでもか」というくらいに継続して作り、蓄積学習することが必要です。

「痛み」のある「負の学習時間」より、「痛み」のない「正の学習時間」が転換した時点で、「痛み」から解放されるときがきます。

ただ、なかには「痛み」がない状態に対して、不安を感じる人もいます。

本来なら「痛み」がない状態が健全で快適であるはずなのに、必死になって「痛み」を探し求めるのです。

「痛いはずだ」

「ここは自分が痛みを感じていた場所だ」

と——。

「痛み」を感じていたのは、脳なのです。

「自分には持病がある」「痛い場所がある」という人は、自分の思い込みで「持病という幻症」を作り上げてしまっているのかもしれません。

脳の意識を変える

人によっては、考え方を変えるだけで「痛み」が改善する、という説を唱える方もいるほどです。

脳に意識を切り替えさせなければならないのです。

「痛くない状態」を脳に覚えさせ納得させるためには、それなりの期間にわたって習慣的に続けられる軽作業をし続けなければなりません。

この「ヘソさすり健康法」は、まさにその軽作業です。おヘソのまわりを按

撫するだけで、常に副交感神経を亢進させて体を安静に保つことができます。そうして、体の「痛み」を抑える時間を積み重ねていけば、やがて痛みのない「正の学習」のほうが「痛み」の期間を上回るようになっていくでしょう。

人は、常にアクションを起こすことが大切です。簡単な体操やウォーキングでもいいですし、「ヘソさすり」のような手軽にできる方法を常に習慣づけることが大切です。

これを続けていくことで、必ず「痛み」から解放されます。

多くの人は、そのアクションを忌避して体を動かさなかったり、あるいは動かすことをためらったりします。

けれども、ぐるぐる回っている間は立っていられるコマと同じように、人間も生きていくためには行動し続けたいものです。

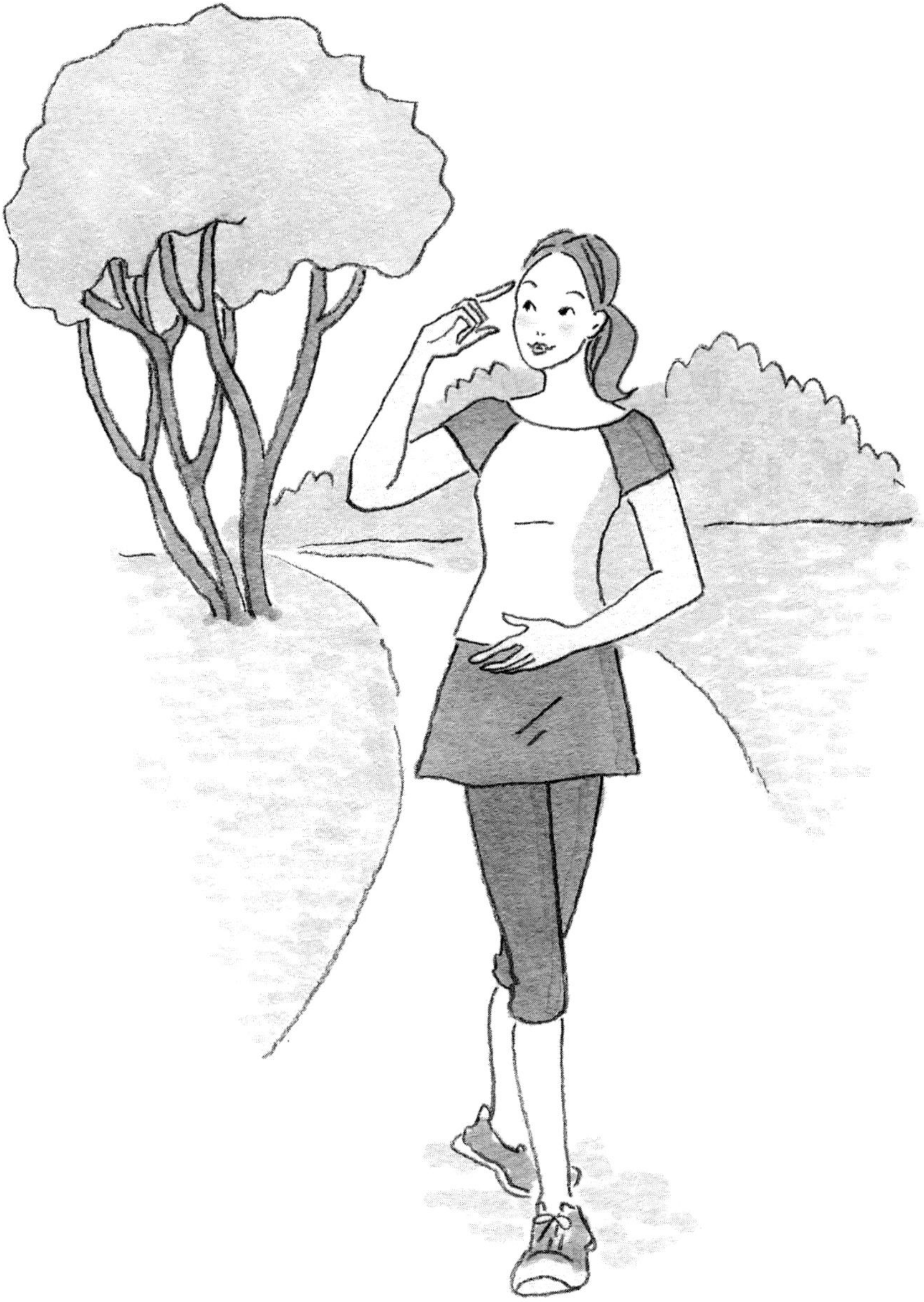

Part 2

やってみよう！「ヘソさすり」

「ヘソさすり」のやり方はとっても簡単。
手のひらをおなかにあてて、
やさしくなでさするだけ。

そのうちに、
おなかがほっこりと温かく感じられるはず。
気持ちが落ち着いて
こわばっていた全身が
緩んでくるのがわかるでしょう。

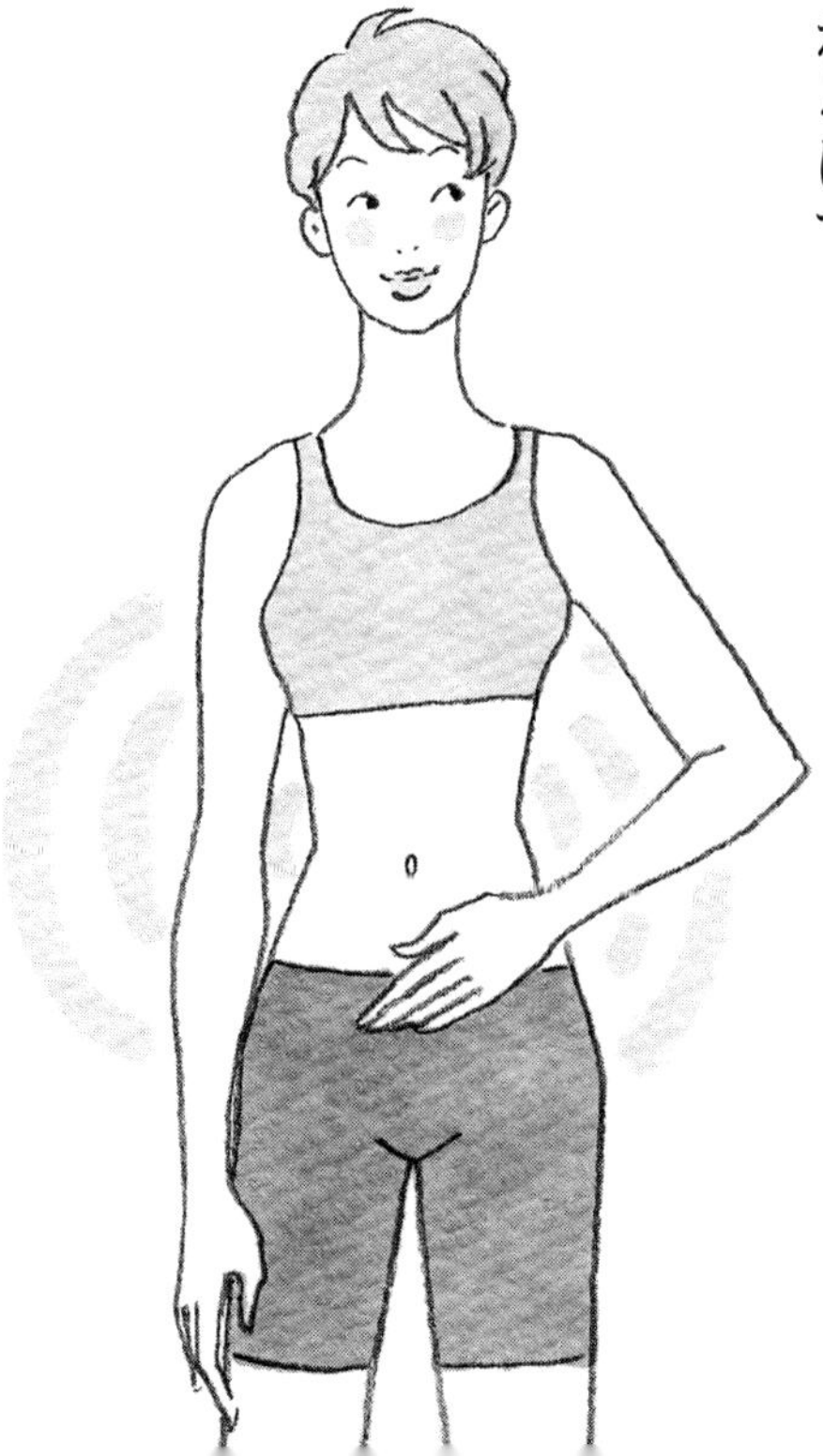

では、実際に「ヘソさすり」をやってみましょう。
まずはおなかの外周をゆっくり按撫します。すると、おなかと背中が温かく感じられてきます。そのあとで、自分の疾患や症状に合わせて、応用編の各エリアをさすって改善させます。

基本編1

自律神経のかたまり「太陽神経叢《そう》の手あて」

左右の肋骨の一番下側を線で結ぶようにイメージします。その線の中央あた

おなかを整える総合ステーション
「太陽神経叢」

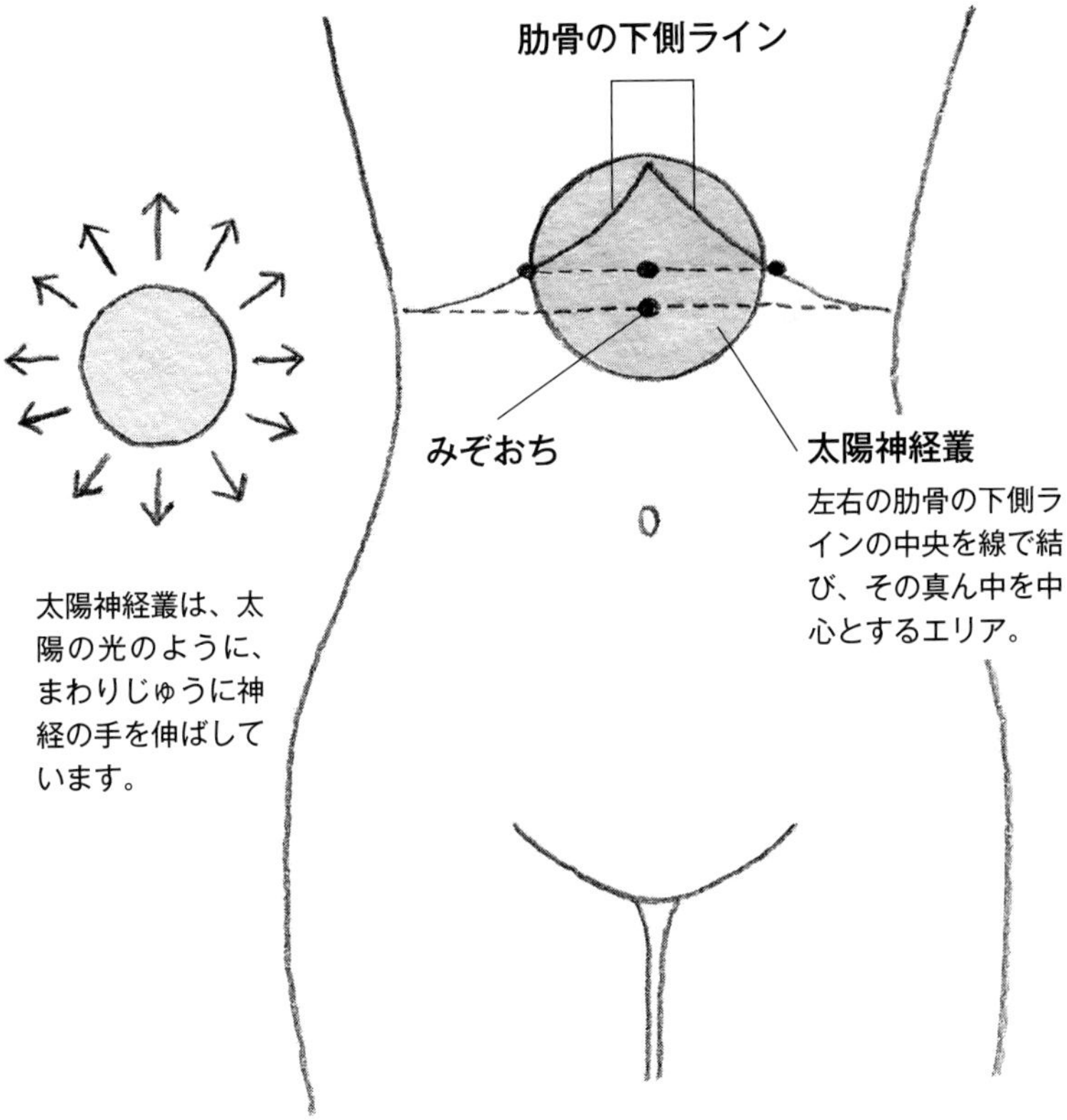
肋骨の下側ライン
みぞおち
太陽神経叢
左右の肋骨の下側ラインの中央を線で結び、その真ん中を中心とするエリア。
太陽神経叢は、太陽の光のように、まわりじゅうに神経の手を伸ばしています。

りが「みぞおち」です。

ここには自律神経が集まっています。前述したように、たくさんの光を発する太陽のように、まわりじゅうに神経を伸ばしているところから、この自律神経の塊は「太陽神経叢《そう》」または「第二の脳」と呼ばれています。

自律神経がコントロールできなくなっておなか全体が不調になると、ここから指令を発して副交感神経を亢進させ、おなかを整える「総合ステーション」のような働きをします。

❶この「太陽神経叢」のあたりを軽く押してみてください。気持ちがたかぶっていたり体の不調があると、奥のほうに固いしこりがあったり、ドクドクと拍動を感じたりします。押すと重苦しい痛みを感じます。

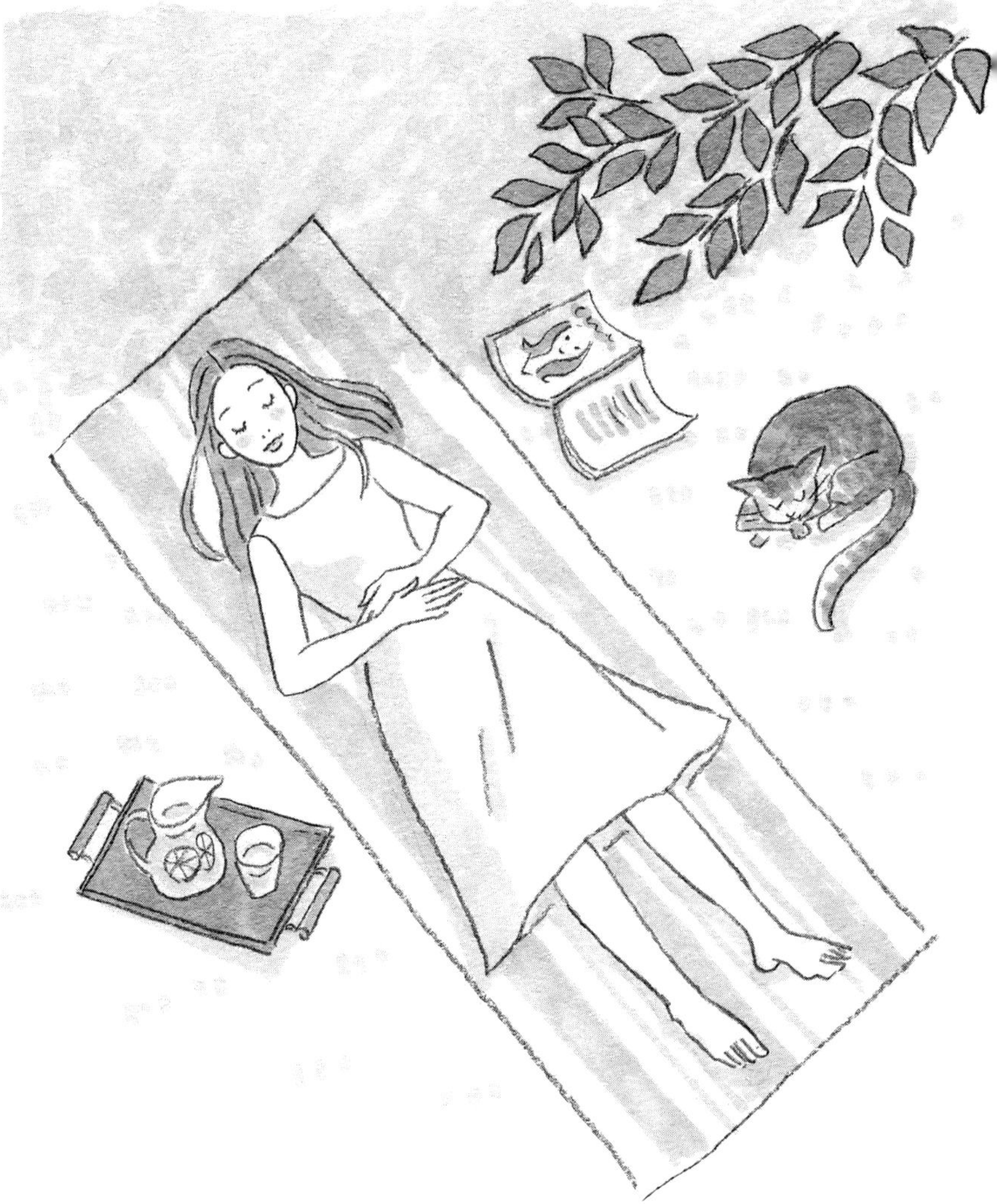

精神的に不安定だったり体の不調があるときに、太陽神経叢あたりを軽く押してみます。奥に固いしこりや拍動を感じたら、その上に両手を置いて静かに目をつぶりましょう。気持ちが落ち着き、全身が緩んできます。

❷拍動を感じたら仰向けに寝て、太陽神経叢のあたりに両手を置いて、静かに目をつぶりましょう。押したりせずに、手をあてていればいいのです。

❸ただそうしているだけで、精神的に落ち着き、こわばっていた全身が緩んでくるのがわかります。

基本編2

全身を整える「大腸&小腸さすり」

次に、全身を整える万能のさすり方をします。

「ヘソさすり」という本のタイトルになっていますが、おヘソというのはあくまでおなかの中央点の指標であって、おヘソそのものをさわったりなでたりするのではありません。おヘソを中心にしたおなかのなかを意識するのです。

なかでも、主に小腸と大腸のあるエリアが重要です。免疫機能の七〇パーセントを担う小腸や大腸の上をさすることをイメージしながら、スルスルと円を描くようにおなかをさすっていきます。按撫することで弱った小腸と大腸が改善し、病気になりにくくなります。

また、小腸の左上の曲がり角部分を「空腸《くうちょう》」、右下腹を「回腸《かいちょう》」といいます。消化された食べ物が滞留する時間が少ないことから空っぽの腸「空腸」、小腸から大腸に移行する回盲部を含む部分は「回腸」と呼ばれます。

小腸は長い臓器ですから、厳密な区分けはできませんが、おおむねそのあたりの位置を指しています。

●さすり方

❶まず、仰向けに寝ます。内臓はおなかの中にぶら下がるように入っていますので、立っているときには本来の位置からやや下がってしまうのです。「ヘソさすり」は、基本的に仰向けに寝た状態で行ないましょう。

❷次に、手のひらをおなかにあてて按撫します。やさしくなでるようにさすり、強く押さないように注意します。さする方向は、常に時計まわりです。

❸効果はすぐに表れますが、不定愁訴をしっかり改善させるためには、毎日続けるようにすることが大切です。

「大腸＆小腸さすり」で全身を整える

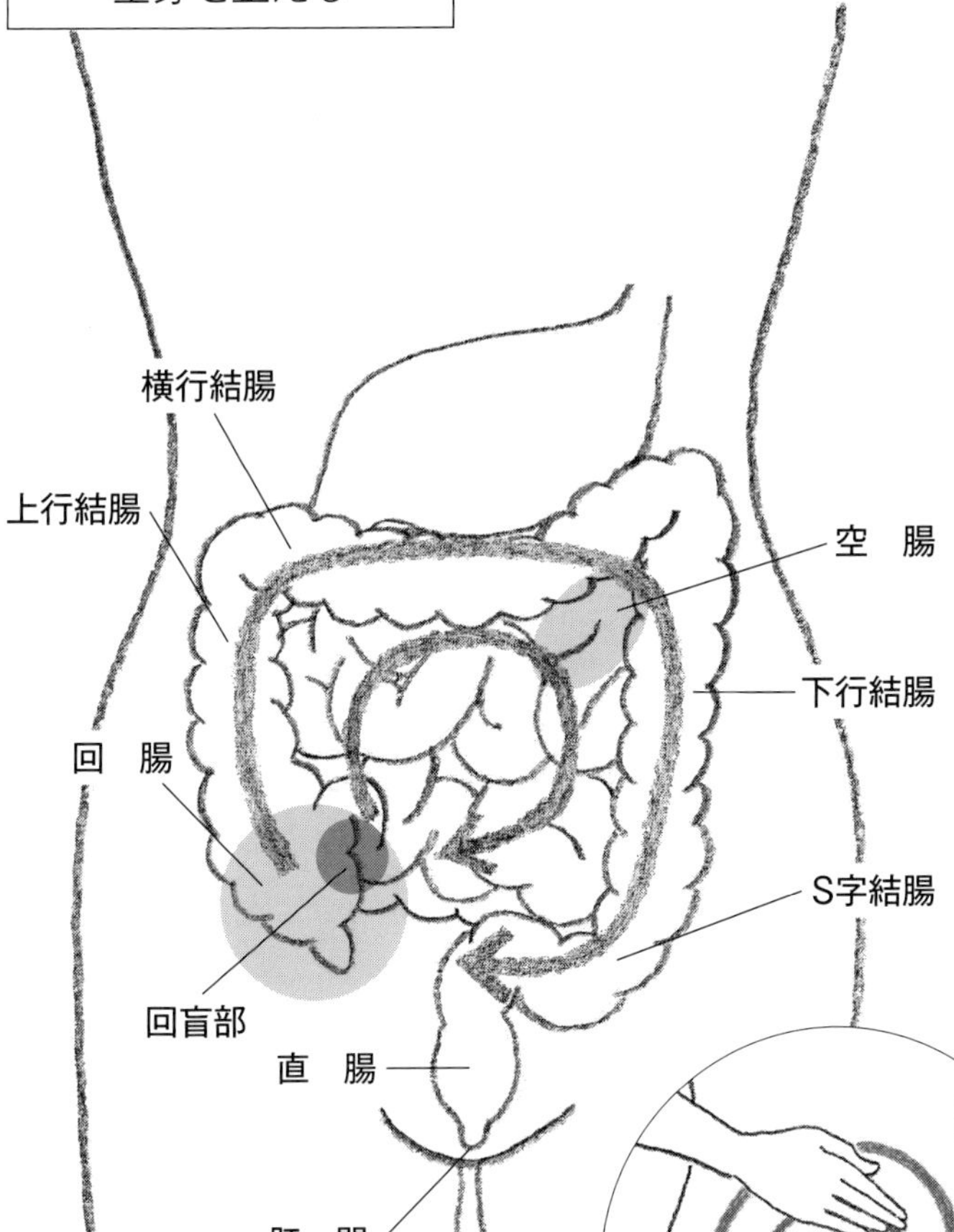

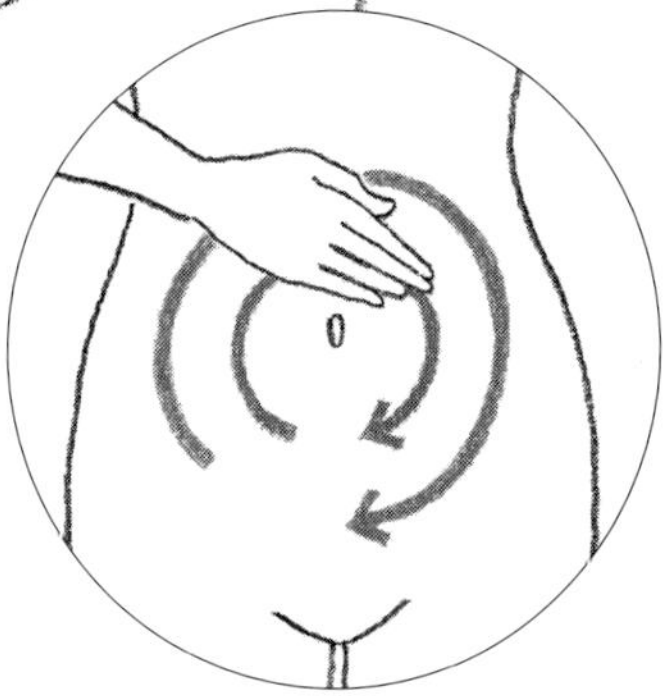

「大腸や小腸の上をさする」とイメージしながら行ないます。
まず、大腸の上を回盲部から上行結腸、横行結腸、下行結腸の順に大きくぐるっとさすります。次に小腸の上を右下腹部から左下腹部まで小さな円を描くようにくるりとさすります。あわせて5分ほどさすりましょう。

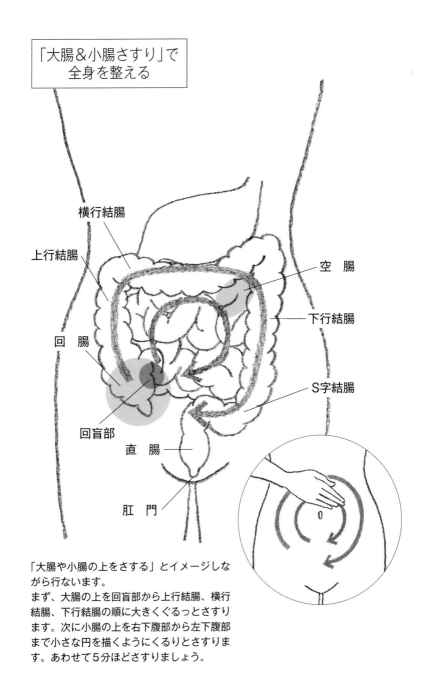

●さするとき

少し体調が悪いと感じたり、リラックスしたいときには、いつでもさすりましょう。仰向けになれる場所で行なうようにします。特に、寝る前に布団の中で行なうと気持ちよく入眠できます。

●さする場所

❶まずはじめに、大腸の上をさすります。おなかの外周をさするイメージです。小腸から大腸に移行する右下腹部にある回盲部から、上行結腸、横行結腸、下行結腸から左下腹部に至るまで、大腸の上をするするとなでさすります。

❷右の下腹部から左の下腹部にたどりつくまで五秒ほどかけて、ゆっくりさすります。急がないようにしましょう。ぐるっと大きく一～二分さすっていると、おなか全体が温かく感じてきます。

❸小腸の上をさするイメージで行ないます。右下腹部から左下腹部に至るまで、小さな円を描くように、ゆっくりくるっとさすります。三分ほど行ないます。

❹外周（大腸の上）と内周（小腸の上）を合わせて五分ほど按撫していると、しだいに全身がぽかぽかと温かくなってきます。そのころには不定愁訴はなかば消えているでしょう。

応用編1

おなかの不調部分をさする

おなか全体を按撫して体が温かく感じてきたら、次は自分の不調を整える場所をさすりましょう。

はじめにおなかの調子の悪い部分を見つけて整える方法をご紹介します。

●おなかの「弱っている部分」の見つけ方

おなか全体を軽く押しながらさわり、次のような症状があるか確かめます。

おなかの弱っている
ところの見つけ方

❶奥にしこりがある
❷グーッと押すと心地よい痛みを感じる
❸まわりより固い
❹軽く押すとドクンドクンと
脈拍を感じることがある

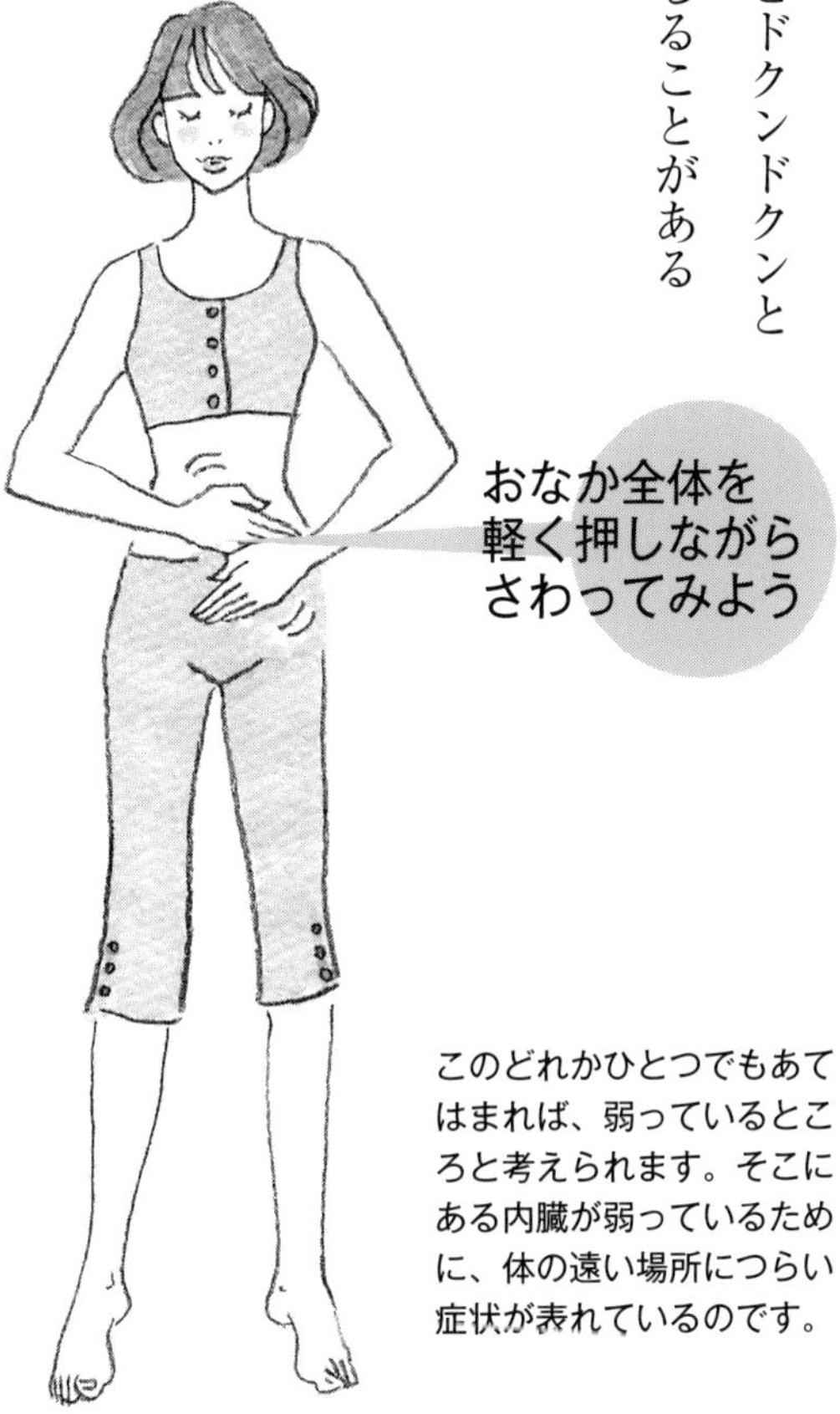
おなか全体を
軽く押しながら
さわってみよう

このどれかひとつでもあてはまれば、弱っているところと考えられます。そこにある内臓が弱っているために、体の遠い場所につらい症状が表れているのです。

拍動があるのは、その部分の臓器の機能が減衰しているためです。この四つの見どころのうち、何かひとつでも該当すれば、自分の弱っているところと考えられます。その部位を意識してなでさするようにすると、遠い場所に表れている不定愁訴や、まだ体には表れていない不調のもとが解消されていきます。

応用編2

体の「不定愁訴を改善するエリア」をさする

おなかの一部の臓器が弱っていることによって、体のあちこちに不定愁訴が表れます。日ごろの不定愁訴のもとになっている臓器のあるエリアをなでさすっていきましょう。

A 力のエリア（太陽神経叢エリア）

みぞおちの周辺で、心臓や肺も含みます。おなか全体を整える自律神経の司令塔の働きをする部分です。このエリアをさすり続けると、固くなっていた横隔膜の動きが柔らかく大きく動くようになり、呼吸が深くできるようになります。主に免疫向上や上肢体の不定愁訴を解消します。

●このエリアが関係する不定愁訴

- めまい
- 耳鳴り
- ほてり
- 頭痛
- 肩コリ・首のコリ
- 背中のコリ・ハリ、痛み
- ひじ痛
- 手の冷え
- 二日酔い
- 不眠

・胃痛
・イライラ
・怒り
・不安
・集中力がない
・やる気が出ない
・プチうつ
・ヒステリー
・物忘れ

Ⓐ力のエリア

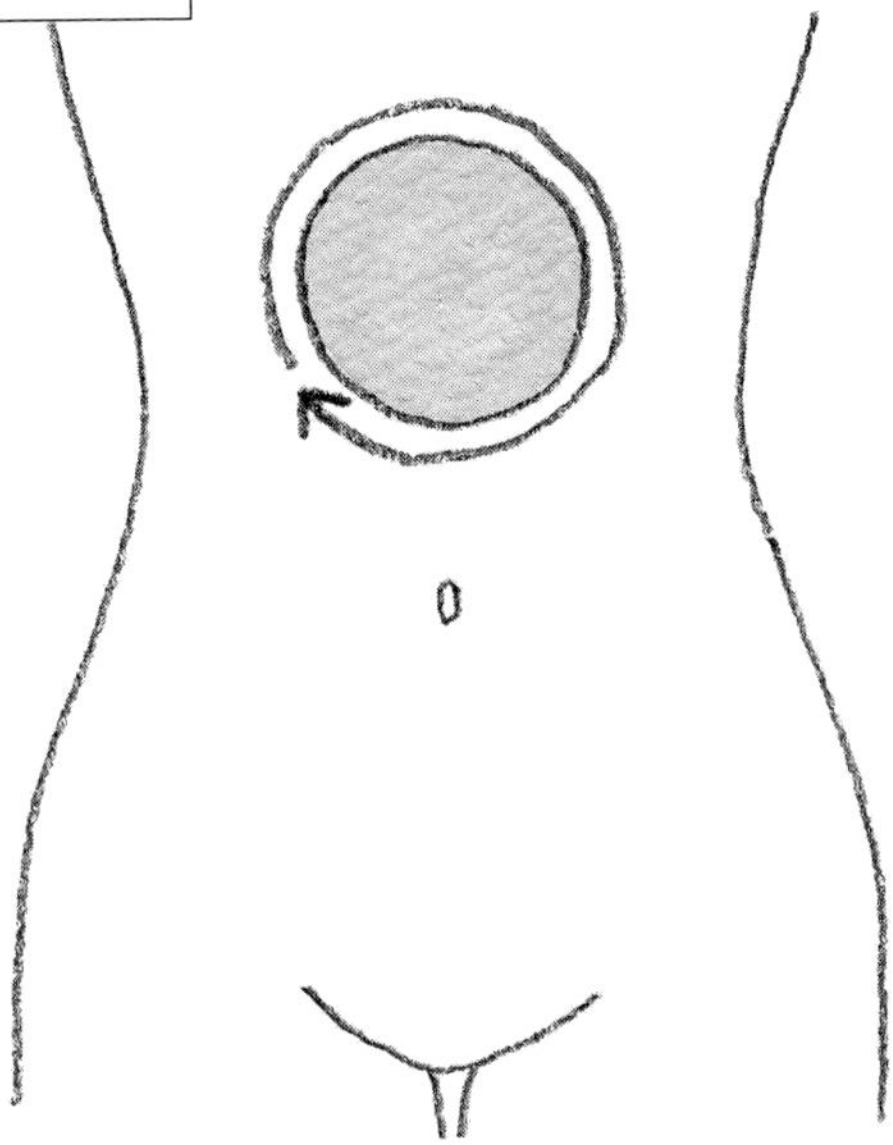

Ⓑ ヘソまわりエリア

主に、腰や背中の不調に関係するエリアです。夕方になるとおなかが張って苦しくなるなど、おなかにガスがたまりやすい人は、このエリアをさするとよいでしょう。

また、おヘソの左横には「ぎっくり腰点」があります。ここは小腸の空腸部分と回腸部分の移行点にあたります。ぎっくり腰のときに二～三回押すと痛みが治まります。

●このエリアが関係する不定愁訴

・過食・拒食
・腰痛
・膝痛
・生理痛・月経不順
・更年期障害
（ほてり・ホットフラッシュなど）
・体が重い、だるい
・カゼ気味
・やる気が出ない

Ⓑヘソまわりエリア

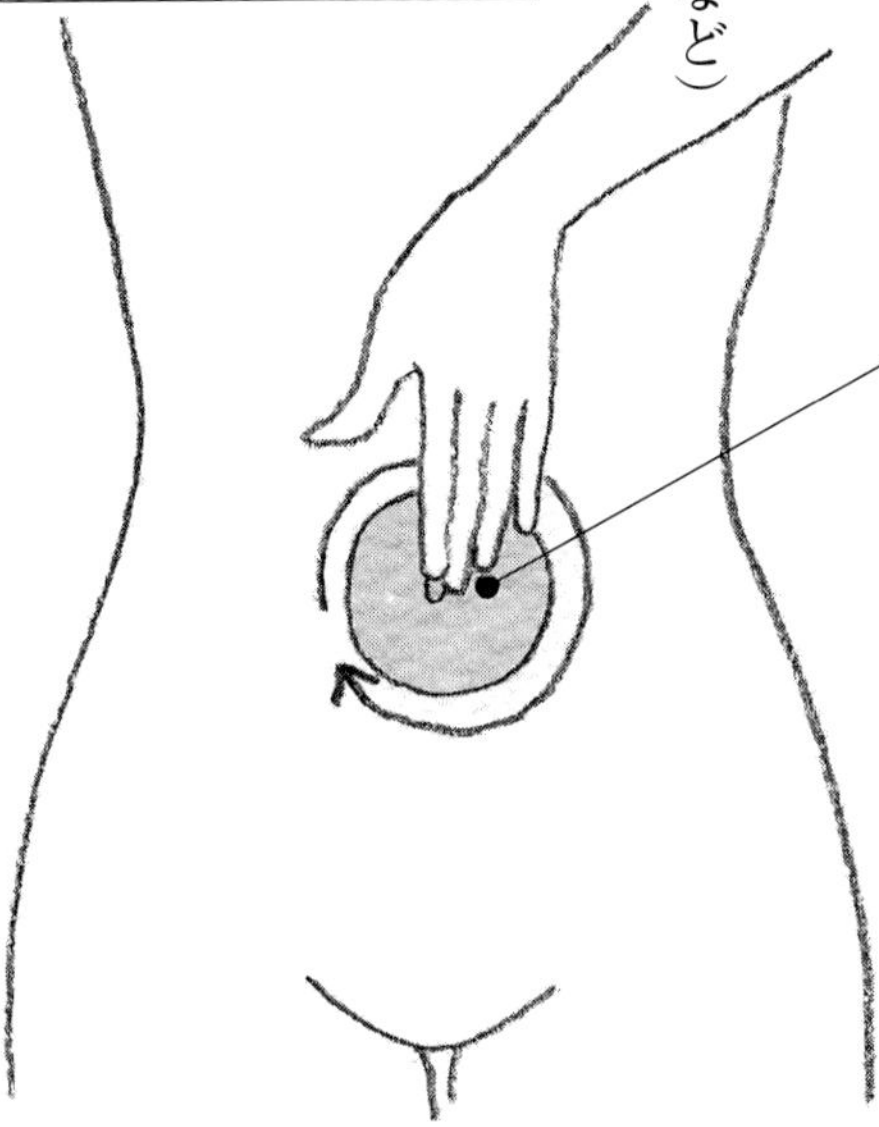

ぎっくり腰点

手をそろえて人差し指をおヘソの上に乗せたとき、薬指があたるところ。

ぎっくり腰点を真上から押すと、鈍い痛みを感じます。さらにひと押しすると、腰の痛みが楽になっているのがわかります。

C 永遠の活力エリア

人間の活力や性力、美容に影響を与えるエリアです。婦人科系や下腹部にある臓器に関わる不定愁訴を整えます。

このエリアが解決する不定愁訴

- 便秘・下痢
- 手足のむくみ
- 頻尿

・性力アップ
・排尿障害（残尿感・排尿痛）
・生理痛・月経不順
・膝痛
・更年期障害（ほてり、ホットフラッシュなど）
・肌のトラブル（肌荒れ、肌のたるみなど）
・老け顔
・小じわ

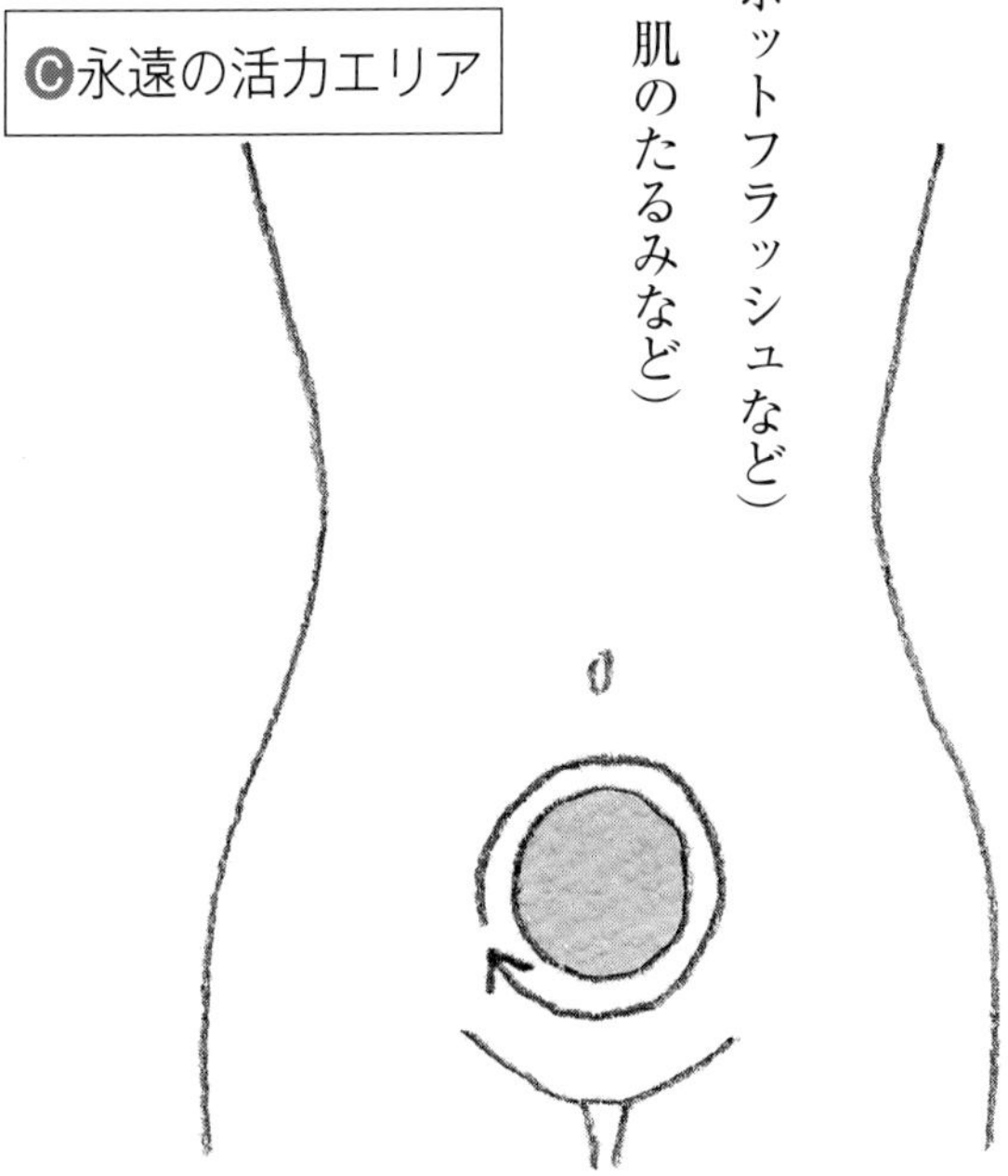

Ⓓ 美のエリア

Ⓑと©のエリアの両方を含んだエリアです。小腸を整えることで栄養分や水分の吸収を促し、体の水分量を増やします。そのため、肌に潤いがもたらされるなど美容効果があります。

●このエリアが解決する不定愁訴

- 冷え
- 手足のむくみ

・腹痛
・胃もたれ・消化不良
・肌のトラブル
（肌荒れ・肌のたるみなど）
・老け顔
・小じわ
・ぽっこり下腹
・花粉症・アレルギー
・疲れやすさ

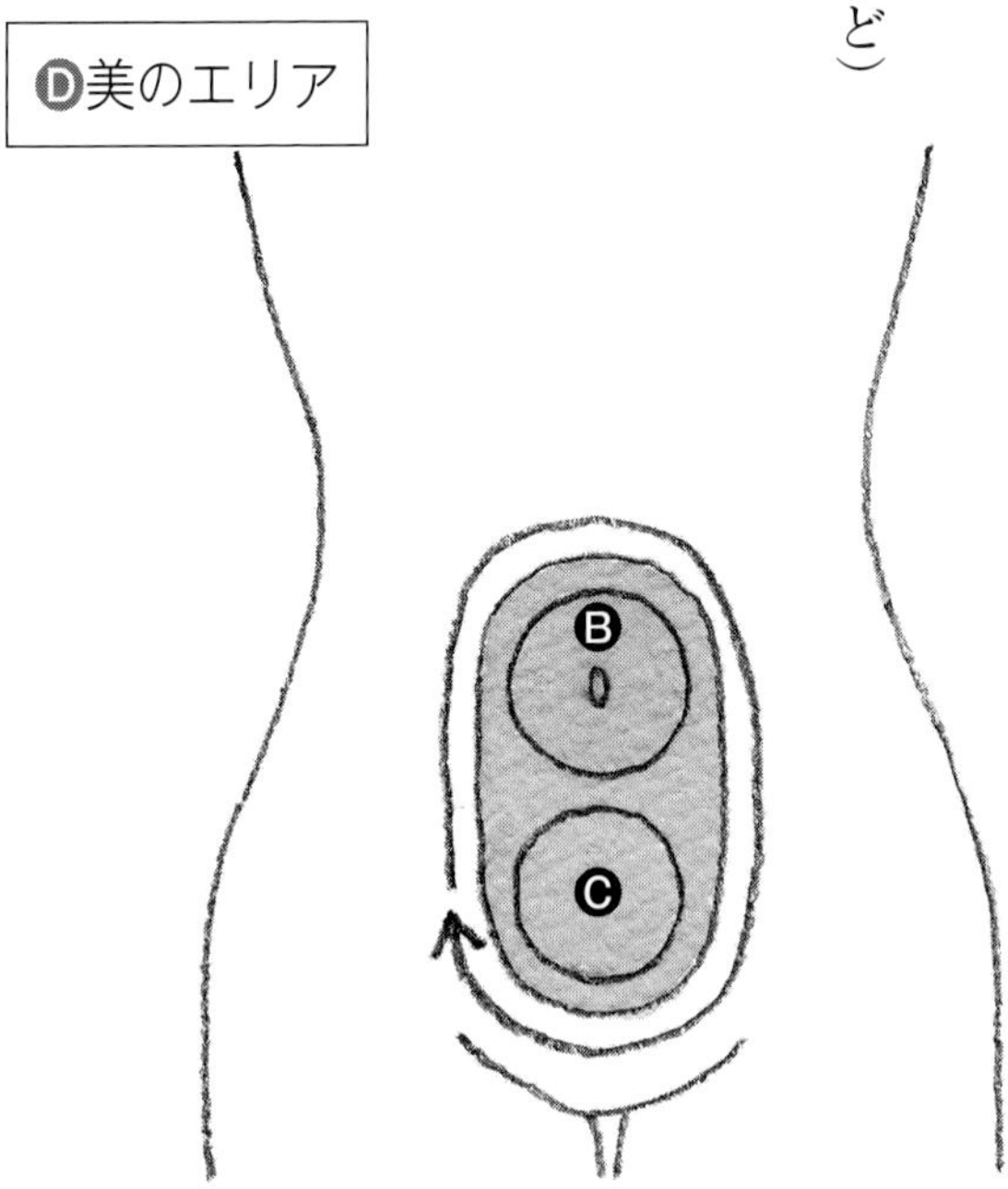

Ⓔ 元気のエリア

左右の脚の付け根の鼠蹊部《そけいぶ》で、両脚の不定愁訴に関係します。ここは心臓から血液を運ぶ大腿動脈が走行しています。大腿動脈は人間の体の中でもっとも太い血管で、血液を下肢全域に行き渡らせます。

ここが圧迫されると、まるでバルブが閉まったような状態になり、温かい血液が脚に届かなくなって冷えを招きます。このエリアをさすることで、狭くなっている血管を開いて血の流れを促し、脚全体の冷えを解消します。

太陽神経叢が体全体を整える「総合ステーション」であるのに対して、鼠蹊部の「元気のエリア」は、腰から下の愁訴を改善させる「第二ステーション」としての働きをします。両手でななめ上から下に向かってさすります。

●このエリアが解決する不定愁訴

・臀部の痛み
・股関節痛
・脚の冷え・むくみ
・こむら返り
・細脚・美脚になる

Ⓔ元気のエリア

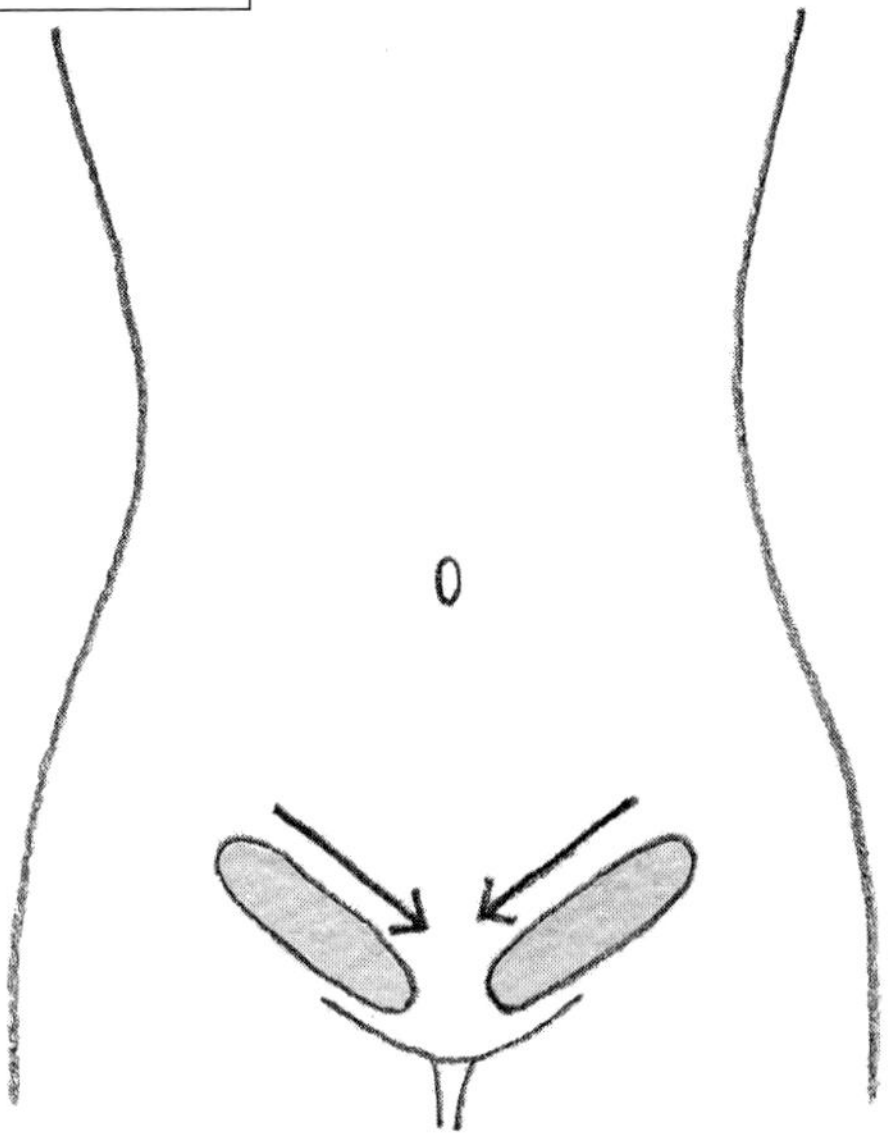

Ⓕ 迷走神経エリア

回盲部からⒶ「力のエリア」を通って、Ⓔ「元気のエリア」の左下腹部の鼠蹊部までのエリアです。大腸の上をさする基本のエリアです。このエリアは動悸や息切れを改善します。

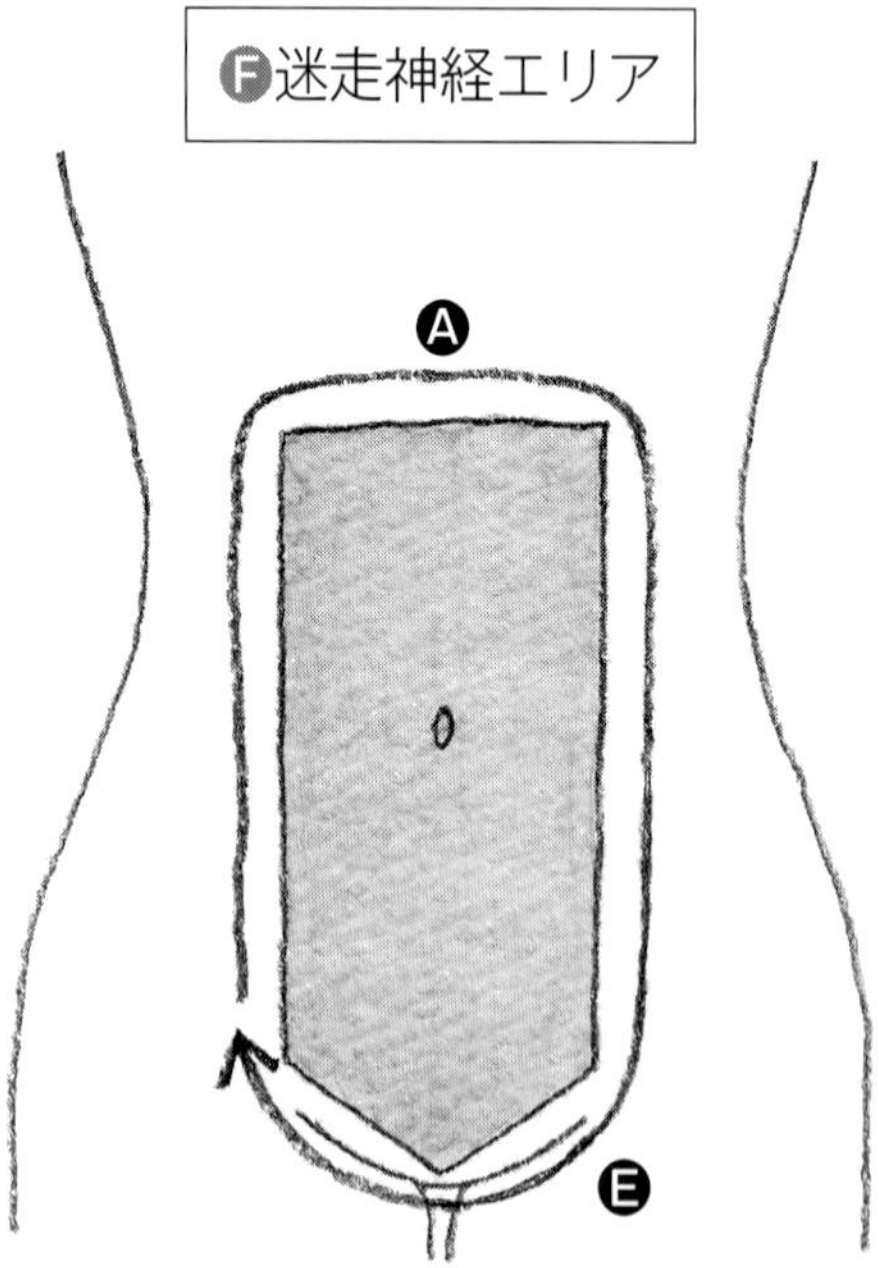

Part 3

〈体験談〉

「ヘソさすり健康法」でつらい症状が改善！

自分でおなかをさすることで、
お通じがよくなったり、
ぐっすり眠れるようになったり、
体のコリや痛みがやわらいだり……。
うれしい声をたくさんいただきます。
そんな中から、
いくつかの例をご紹介します。

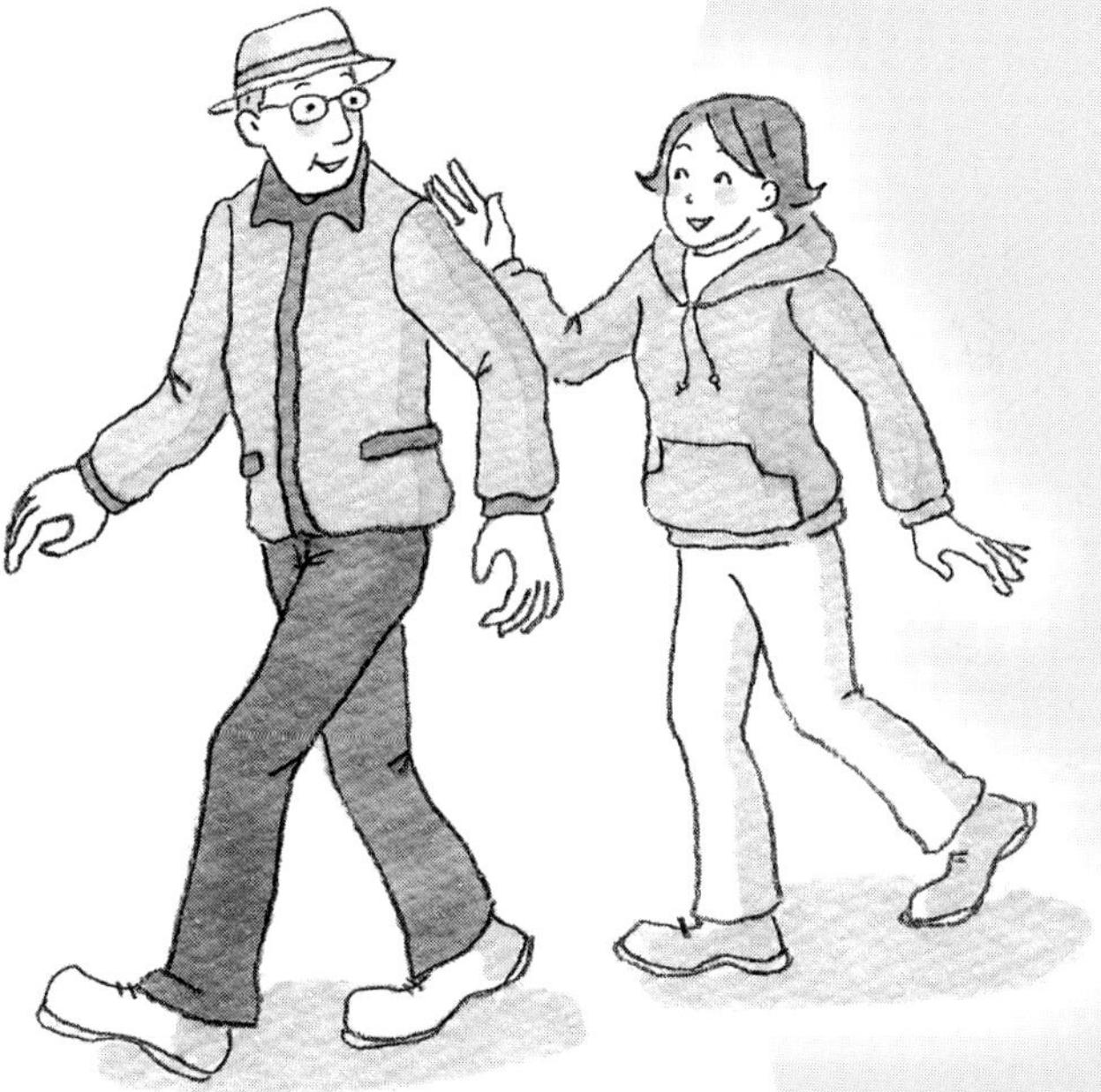

自分でさするだけで、元気な体に戻れる

「はじめに」で書いたように、施術所の来院する患者さんたちは、さまざまな不定愁訴に悩まされています。そこで、私はご家庭でできるように「ヘソさすり健康法」を指導しています。

この章では、ご自分で「ヘソさすり」を行なうことで、不定愁訴の悩みから解放された方たちの声をご紹介します。

「日常生活さえつらかった膝の痛みがなくなりました！」

宮崎富美子さん（六六歳）

私はずっと膝が痛くて、正座をすることもできなかったんです。でも、石橋先生に教えていただいたように、こつこつと毎日おなかをさすり続けていたら、いつの間にか膝の痛みが消えていました。

今は長時間歩くこともできますし、階段の上り下りをするときにも痛みを感じることはなくなりました。

それから、うれしいおまけがありました。日ごろ便秘気味で、お通じがあったりなかったりと不規則だったのですが、「ヘソさすり」をするようになってから、お通じがよくなって、とにかくよくトイレに行くようになりました。

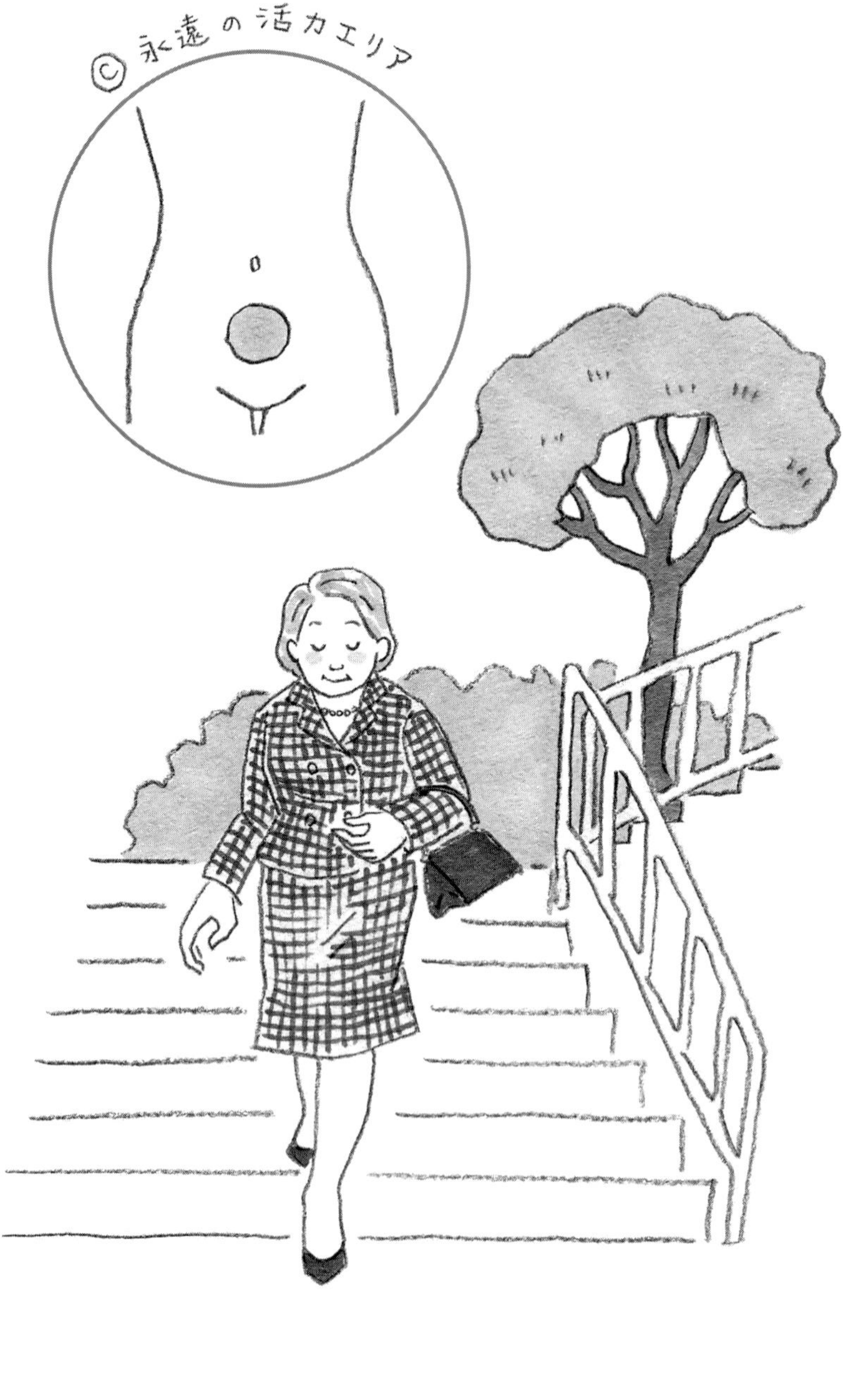
© 永遠の活力エリア

●石橋先生から一言

宮崎さんの膝の痛みの主な原因は、自分でも気づかないうちに不合理な動態姿勢が続いたために、太ももの筋肉の形成に不合理が生じたことです。特に太ももの外側により負荷が加わり、外側に引きずられる状態が続いたために、膝の痛みが内側に発生したのです。

「永遠の活力エリア」をさすることにより、下肢に行き渡る血流が改善され、太ももの筋肉の柔軟性がとり戻され、痛みが緩和されたのです。

「ぐっすり眠れるようになりました」

高橋アイ子さん（八〇歳）

私は太ももが上がらず、歩き出そうとしてもなかなか一歩が前に出なかったのです。座った状態から立ち上がろうとすると力が抜けるような感じになり、痛くて……。でも、「ヘソさすり」をすると、スムーズに脚が前に出るようになりました。

また、それまでは、夜に布団に入ってもなかなか寝付くことができませんでした。ようやく眠れても、眠りが浅くてすぐに目が覚めてしまうのでとてもつらかったのですが、おなかをさするようになってからはぐっすり眠れるようになりました。

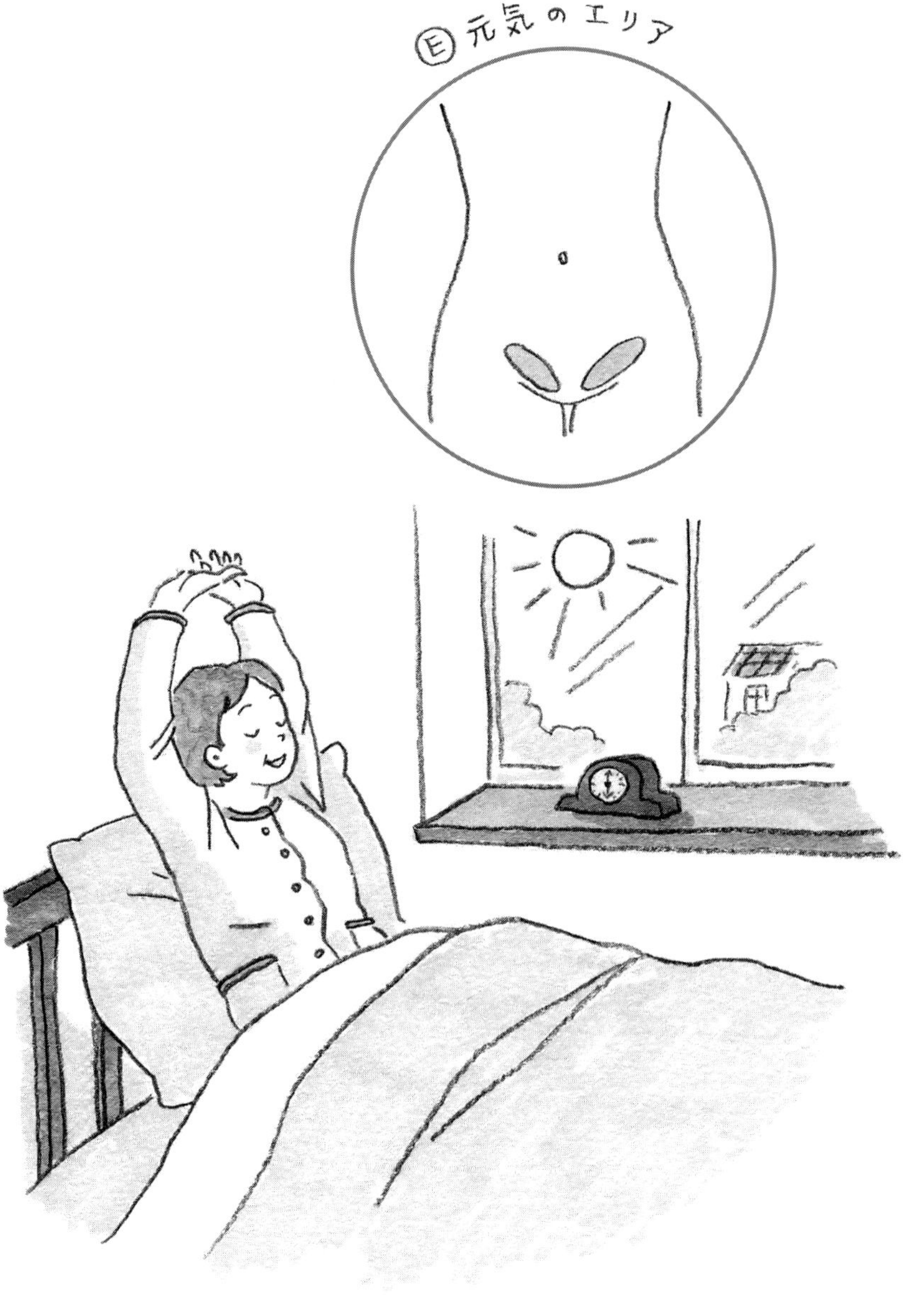
Ⓔ元気のエリア

●石橋先生から一言

高橋さんのおなか、特に「元気エリア」を観察すると、何かが詰まったようにふくらんでいることがみてとれました。ここの働きが鈍くなると、腰から太ももにかけての血流が滞ります。

したがって、「元気エリア」をなでさすって血流を回復させることにより、ひいては腰と太ももの血行も改善され、筋肉の保持力および収縮力が向上したのです。

また、脚部からの血流の還流が円滑にいくようになったことで、体の冷えも改善し、睡眠も深くなりました。

「膝の痛みがなくなり、長距離も歩けるように」

石川佳代子さん（六八歳）

私は変形性膝関節症で、膝が痛くて長時間歩くことができませんでした。五分も歩くと膝が痛くて立ち止まって休んでいたのです。もちろん、坂道や階段などを歩くのはとても無理でした。

でも、おなかをさするようにしてからは、痛みが治まってだんだん歩ける距離が延びるようになってきました。まだ痛みは少しはありますが、以前のような激しい痛みではなく、日常生活は普通に送れるようになりました。

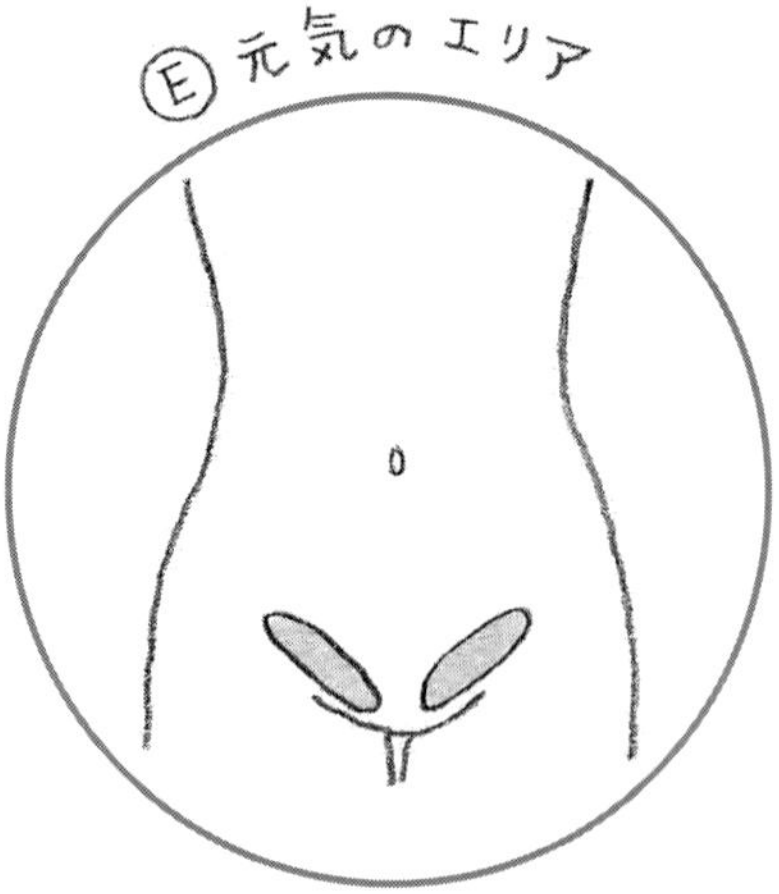
Ⓔ元気のエリア

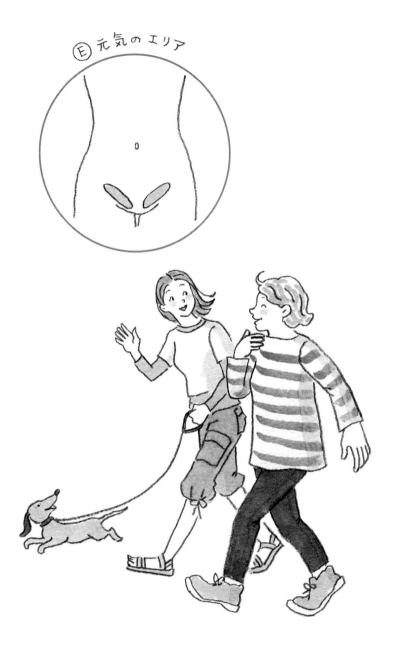

●石橋先生から一言

前述した高橋さんと同じように、石川さんも**太ももの血流を改善させることによって筋肉の柔軟性を取り戻し、膝の曲げ伸ばしが円滑になったのです。**

確かに、変形性膝関節症という器質的な問題はありますが、**膝を包んでいる太ももの筋肉の柔軟性を取り戻すことによって保持力も向上し、支える力が強くなり痛みが軽減したのです。**

「ひどいめまいがなくなりました」

出口達夫さん（六八歳）

私は常にひどいめまいに悩まされていました。手を上げても脚を動かしても、顔を左右に向けるだけでもめまいに襲われてしまうのです。寝るときに仰向けに寝ようとすると、天井がぐるぐる回ってしまう。とにかく、何もしないでじっと静かにしているしかありませんでした。

ところが、石橋先生に教えられておなかをさするようになると、じきにめまいがまったくなくなったんです。日常生活が普通に送れる。うれしかったですね。

それから、便通がとてもよくなりました。毎朝四時くらいに、便意を催して目が覚め、トイレに行って排便をします。もう一度布団に入って、六時くらい

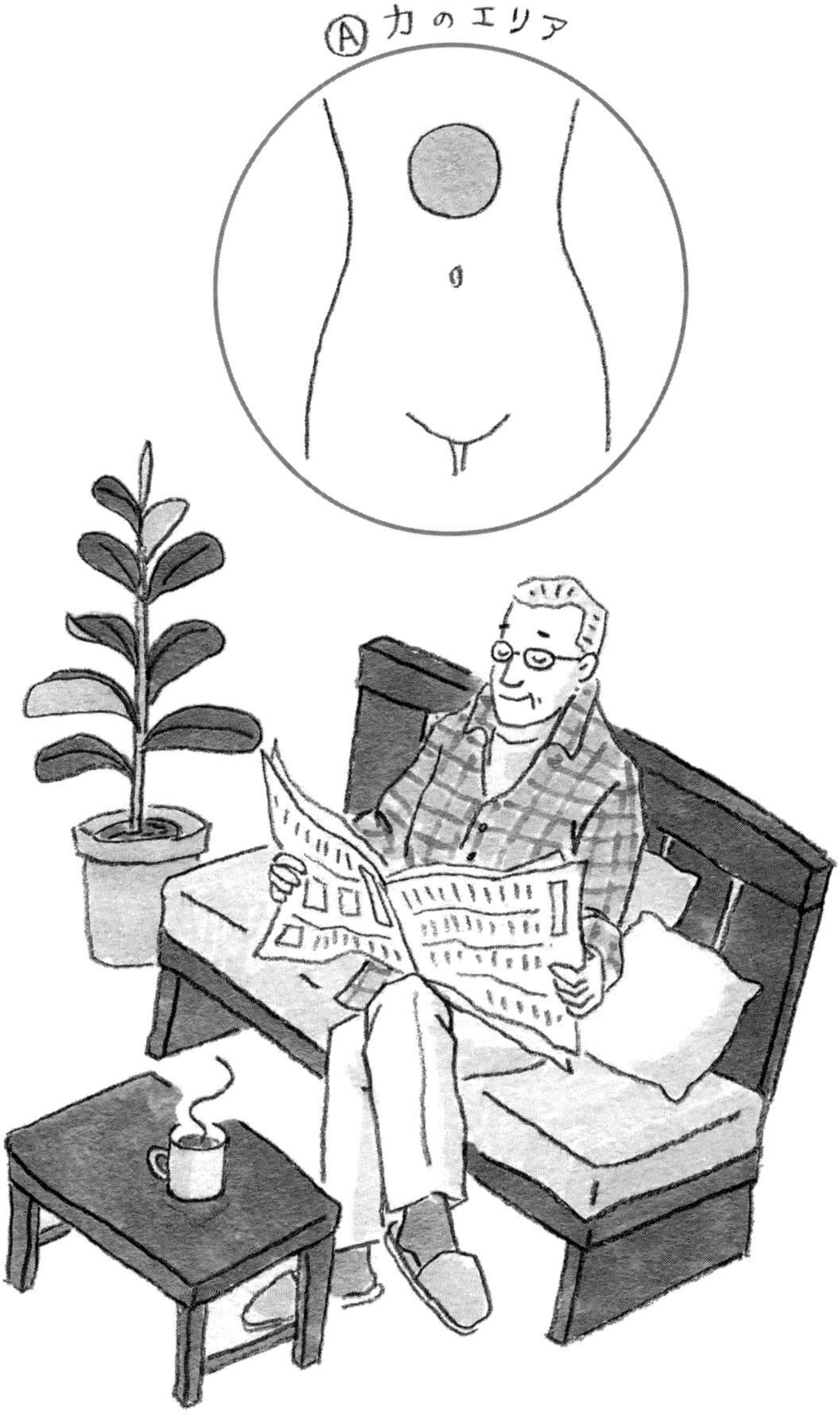
Ⓐ力のエリア

に起床するときには、またトイレに行ってお通じがあるほどなのです。とにかく快便でおなかがすっきりしています。

●石橋先生から一言

めまいという症状はいくつもの原因があり、なかには重篤な場合もあります。出口さんの場合は、血液検査、ＣＴスキャン、ＭＲＩなどの諸検査をしたにも関わらず、原因が特定されませんでした。

ただ、特徴的な症状として、首の筋肉が固くこわばり、慢性的な肩コリに悩まされていました。そこで、「力のエリア」を念入りにさすって柔らかくすることをおすすめしたところ、症状が改善されたのです。

「左腰から太ももにかけての激しい痛みがなくなりました」

出川恵子さん（六七歳）

私は左側の腰から太ももにかけて激しい痛みとしびれがありました。歩くのも難しく、正座などはもちろんできずに、ほんとうに困っていました。整形外科で診てもらったところ、椎間板ヘルニアと診断されました。痛み止めをもらっても一時しのぎで、回復はしませんでした。

ところが、「ヘソさすり」をするようになって二～三週間たつと症状が消え始めたのです。今はもうしびれもなくなり、腰の痛みも感じることなく、普通に歩けるようになりました。

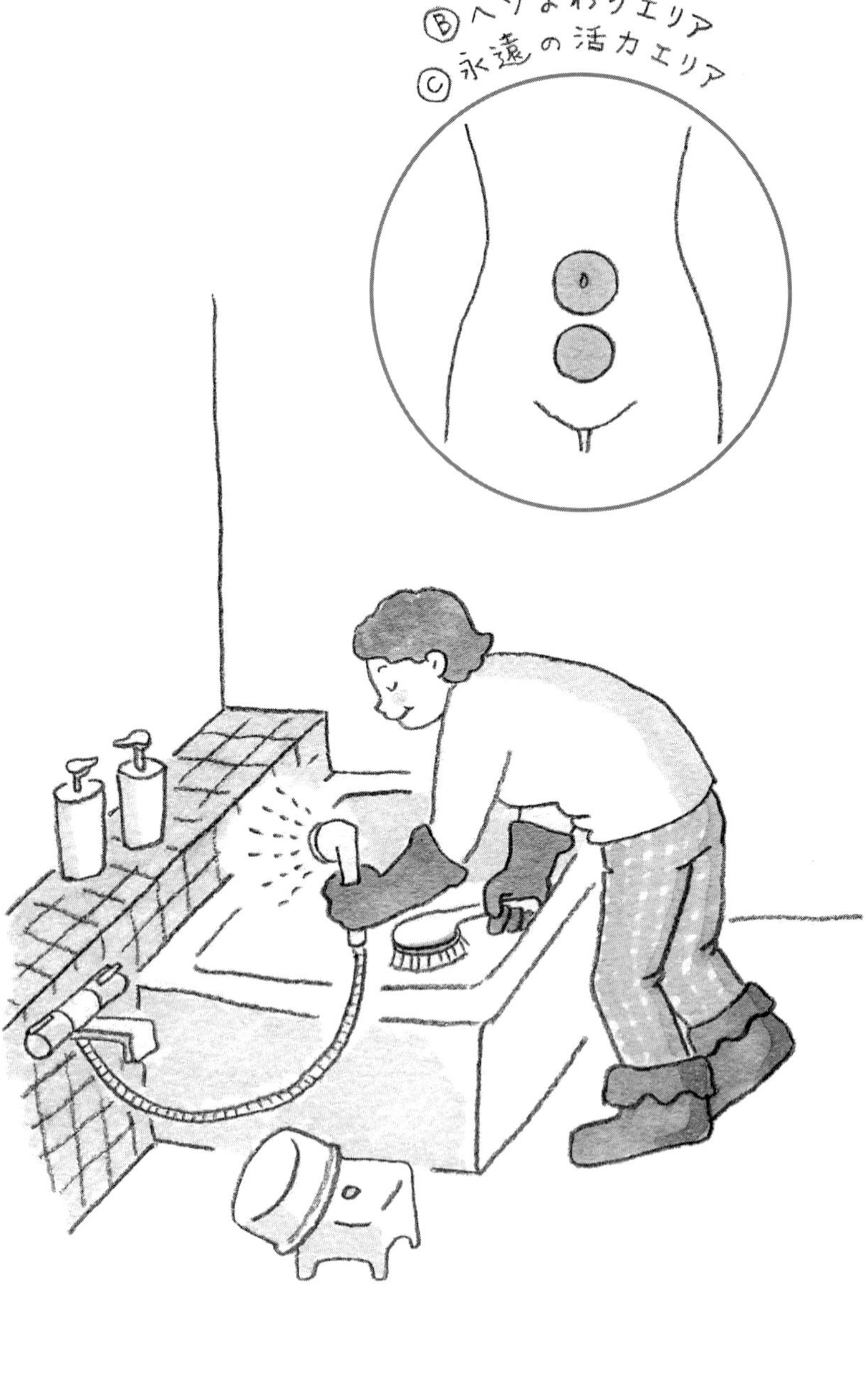
Ⓑヘソまわりエリア
Ⓒ永遠の活力エリア

●石橋先生から一言

ひとくちに腰痛といっても、その病態はさまざまです。突然に発生するぎっくり腰や日常的に感じる広い範囲に渡った慢性腰痛から、加齢に伴って発生する脊柱管狭窄症のような器質的な痛みまであります。出口さんのヘルニアも、その代表例でしょう。

出口さんの場合、「ヘソまわりエリア」と「永遠の活力エリア」を丹念にさすり続け、腰部、腹部、脚部の血行を改善させることにより、周辺の筋肉の柔軟性を取り戻して体全体の血行促進をはかりました。

そうすることで保持力も回復し、痛みやしびれが改善したのです。

特に「ヘソまわりエリア」を丹念にさすり続けることによって、痛みから解放されたのです。

「冷え症が改善して、温かい体になりました」

古川澄子さん（八二歳）

いつも手足が冷たく、季節の変わり目や肌寒い日などはつらいうえに、肩や首のコリ、膝や腰の痛みに悩まされていました。また、便秘ぎみなことも悩みのひとつでした。

ところが、石橋先生に指導していただいたようにおなかをさすってみると、たった五分ほどでおなかの中から温かさが体じゅうに広がったのです。

そうやってヘソさすりを続けていたら、首肩のコリも腰や膝の痛みもなくなりました。そのうえ、お通じがとってもよくなりました。

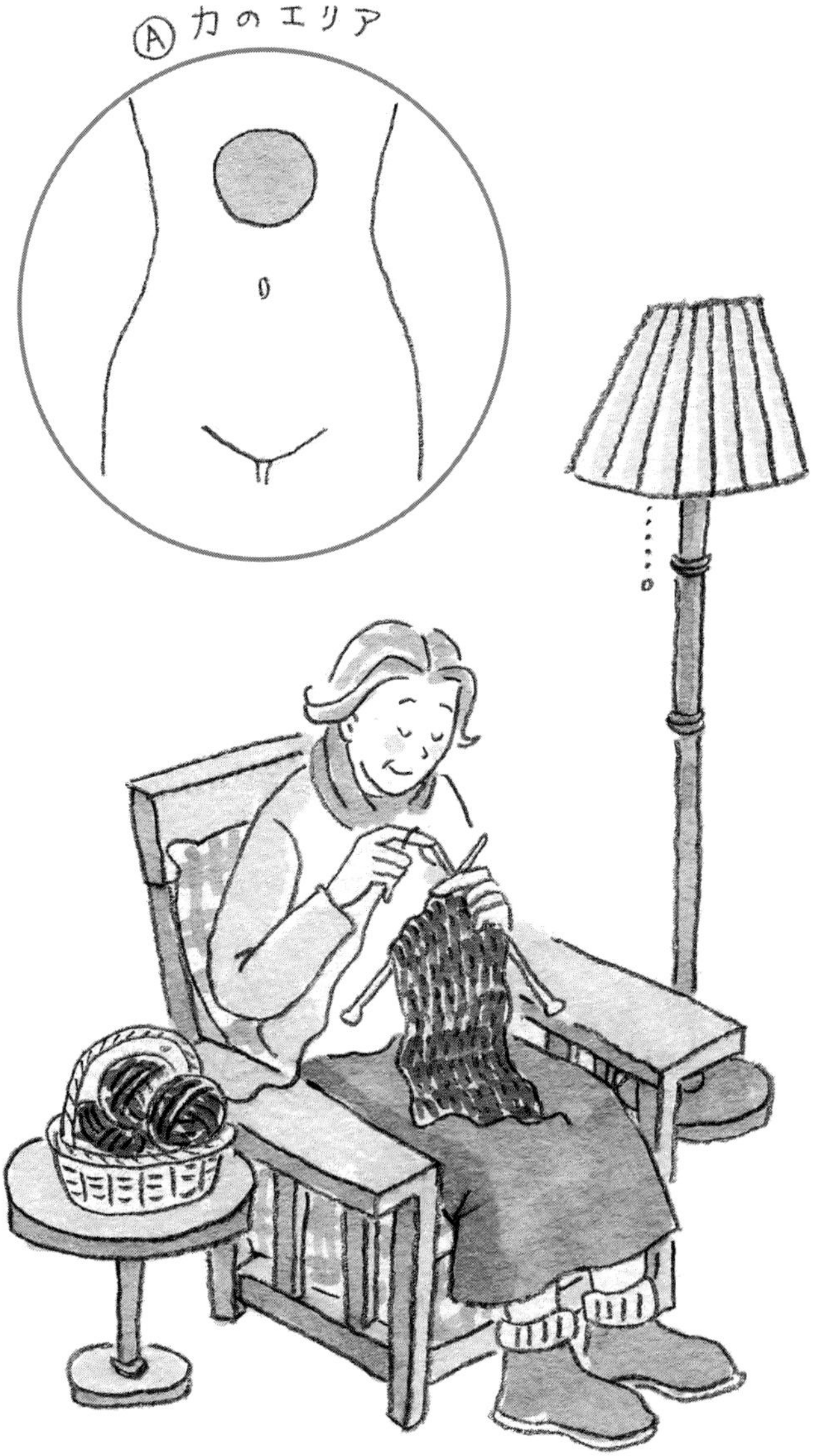
Ⓐ力のエリア

●石橋先生からの一言

古川さんのような症状を訴える人の多くは、「力のエリア」が固くなっています。

したがって、このエリアを丹念にさすることにより、腹部と腰部全体に熱が拡散していきます。温かさを感じることで副交感神経の機能が亢進し、体全体の筋肉がゆるみ、コリから解放されるのです。

同時に内臓の動きも活発になったことで、古川さんの諸症状が改善しました。

「歩行困難が回復し、速足で歩けるように」

山川保彦さん（七〇歳）

私は長年に渡って少年ソフトボールの指導監督をしており、全日本大会でも何度もチームが優勝しています。

ところが、あるときから歩き出そうとすると腰から脚にかけて力が抜けるようで、思うような歩行ができなくなったのです。しかも、無理に歩こうとすると痛みが伴うこともあるほどで、子どもたちにソフトボールの指導をするのにも支障が出るようになりました。

ところが、おなかをさすり始めるとだんだん脚に力が入るようになり、今では速足で歩けるまでに回復しました。

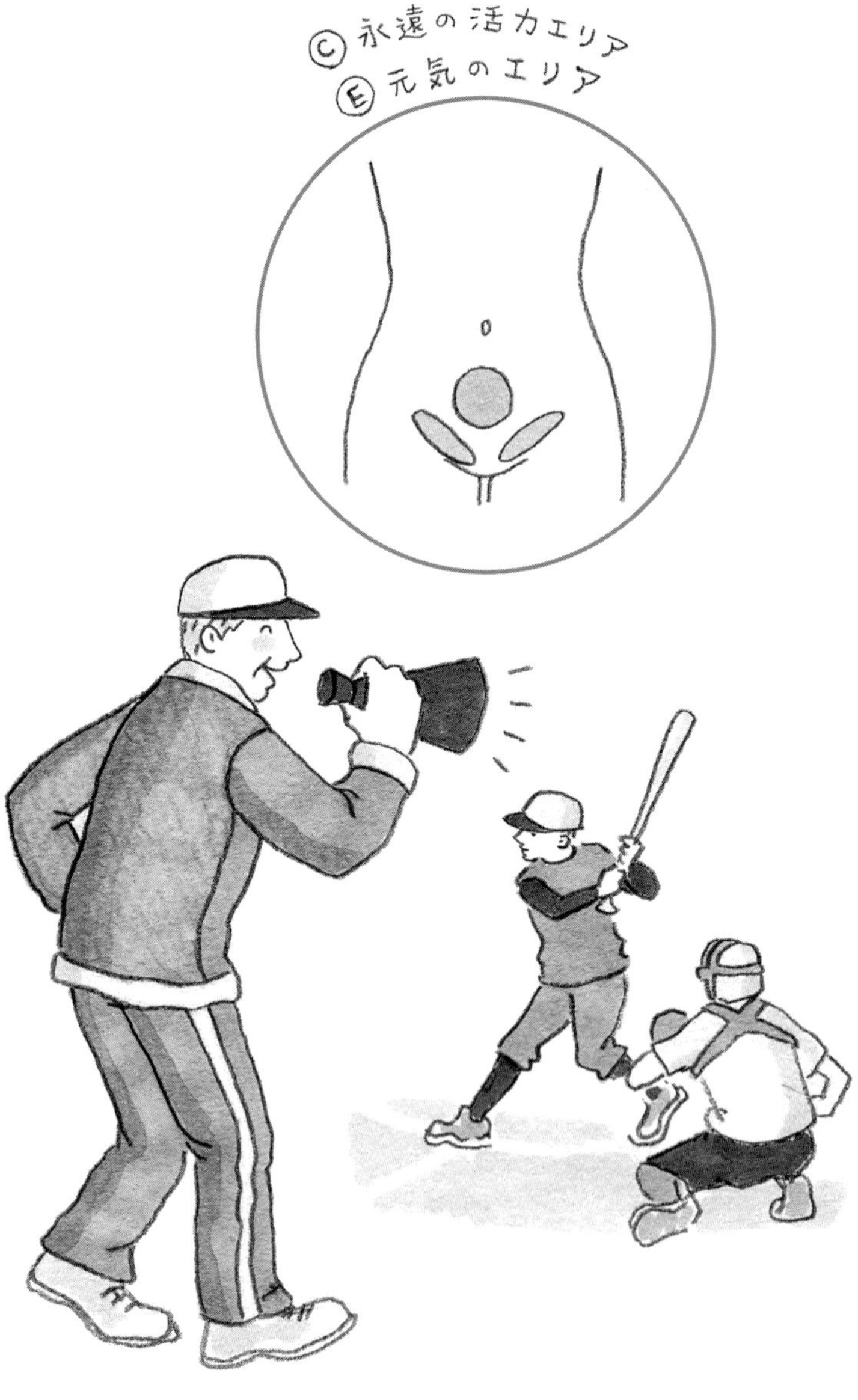
Ⓒ永遠の活力エリア
Ⓔ元気のエリア

●石橋先生から一言

山川さんの場合、腰の下側から脚にかけての血流が滞っていたため、脚の筋肉の収縮活動が円滑にいかなかったのです。

「永遠の活力エリア」と「元気のエリア」を丹念にさすることによって、それらのエリアの柔軟性が戻り、脚部や腰回りの筋肉の収縮活動が円滑に働き、力も入るようになりました。

「体が温まり、首や肩、腰の痛みがなくなりました」

斉藤千浩《ちひろ》さん（四四歳）

家庭菜園を楽しんでいるのですが、鍬を使って土おこしをして種まきをしたり、しゃがんで野菜の収穫をしたりしているうちに、首や肩、腰が痛むようになってしまいました。痛みは次第に体に広がって、体の前面の胸から鎖骨の上のほうまで痛みが上がっていくようになりました。

特につらかったのは、夜です。横になって眠ろうとしても、身の置き所がないほどの不快感があって、寝付けないようになってしまったんです。

「ヘソさすり」を始めると、体じゅうが温かくなってきました。そして、体の温かさを自覚したときに、体じゅうの痛みがなくなっていることに気づきました。

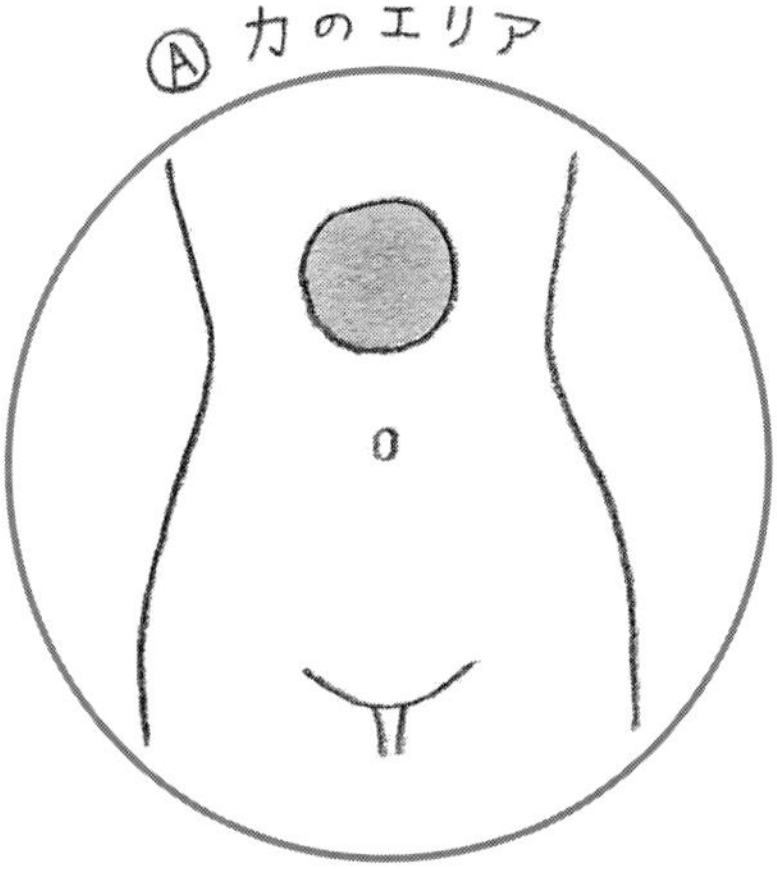
Ⓐ力のエリア

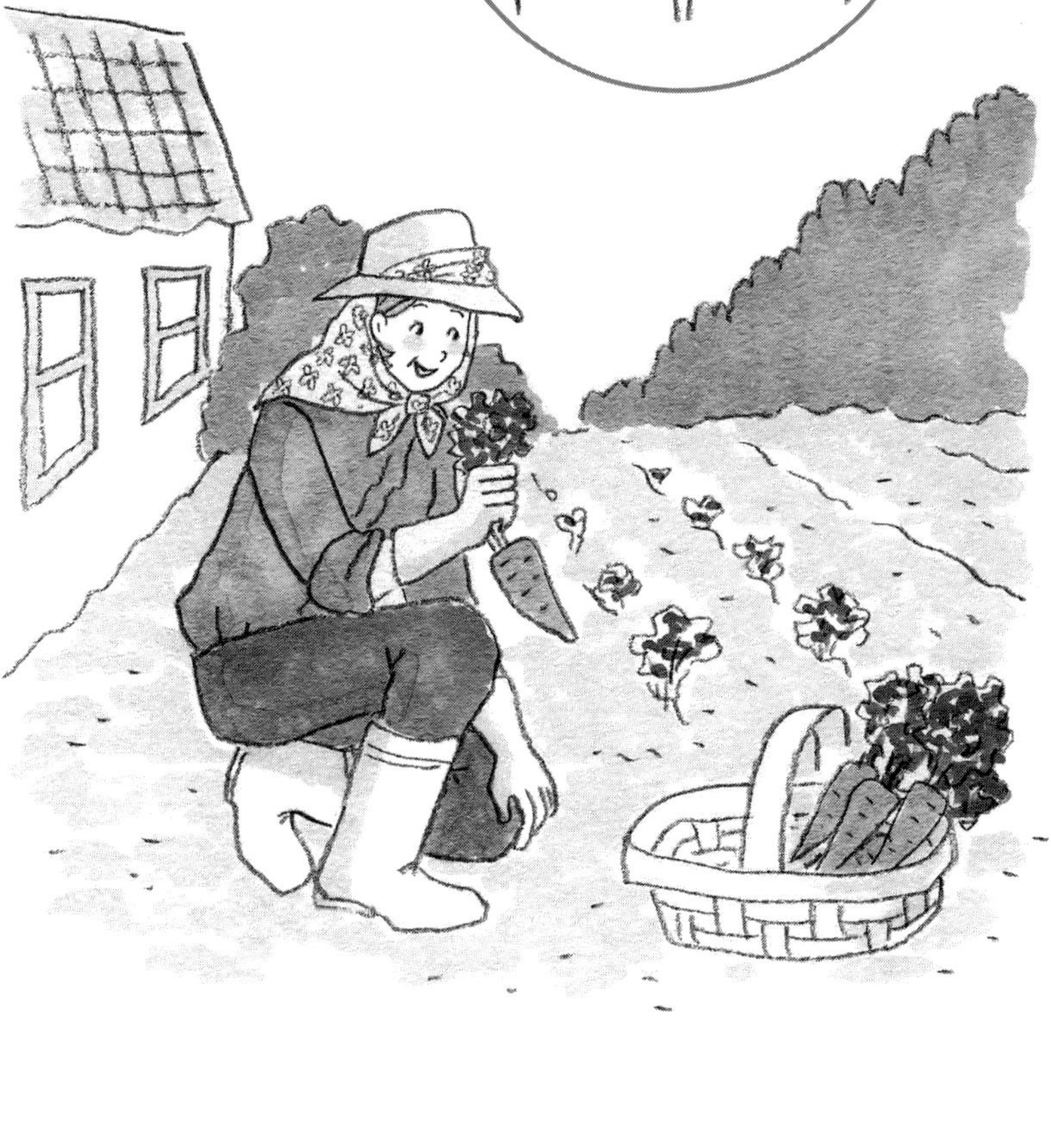

●石橋先生からの一言

斉藤さんは日々家庭菜園を楽しんでおられますが、その間じゅう、常に首が前に倒れた姿勢が続き、知らないうちに首から背中、肩の筋肉が緊張を強いられていたのです。その状態が続くと、やがては腰や脚部まで痛みが波及してしまいます。

緊張をほぐす「力のエリア」を丹念にさすり続けることにより、症状が改善されました。

「夜中に頻繁にトイレに起きることがなくなりました」

野川和子さん（七三歳）

足が冷えていて、就寝しようとしてもなかなか寝付かれないのです。また、夜中に何回もトイレに行きたくなり、ぐっすり眠ることができませんでした。

おなかをさするようになると、冷えていた体が温かくなってぐっすり眠れるようになったんです。夜中に起きてトイレに行く回数もめっきり少なくなりました。

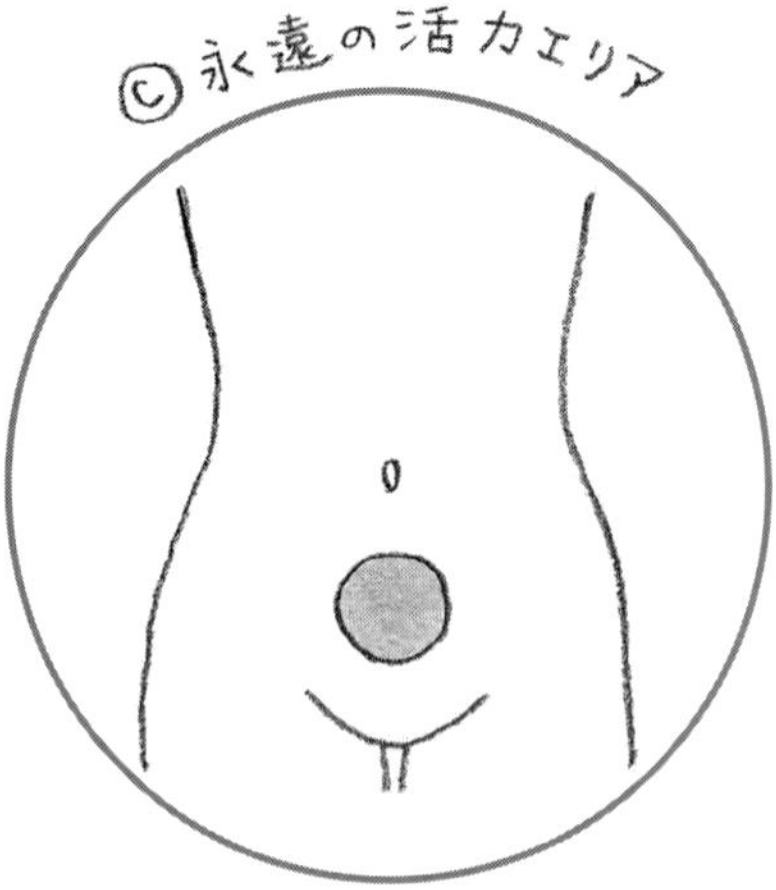
©永遠の活力エリア

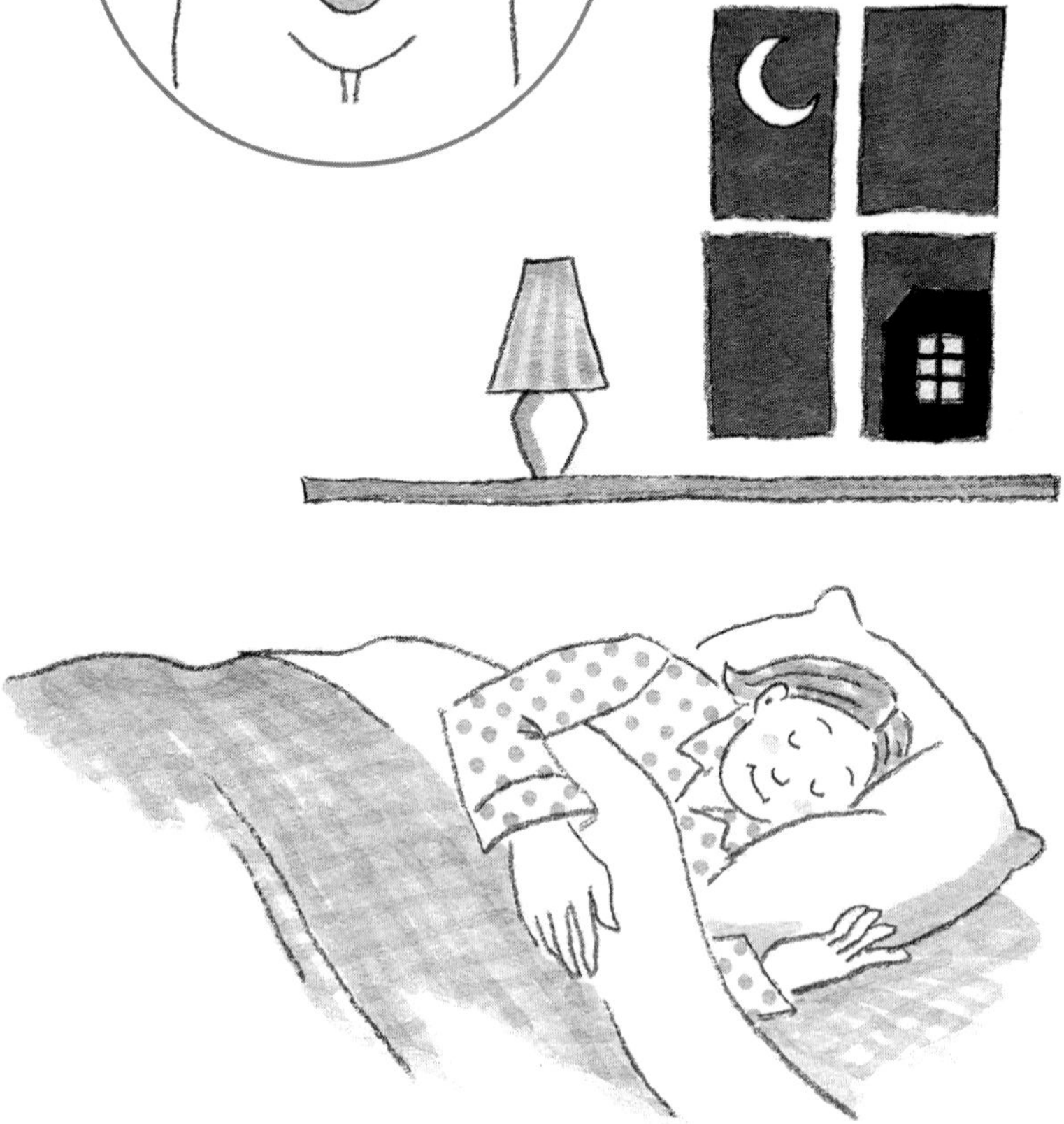

●石橋先生からの一言

頻尿が続く人に多く見られる共通する特徴として、脚部の冷えがみられます。ほかに器質的な要因がない場合、脚部（特に膝から下）の冷えを改善することにより、トイレに行く回数も減っていきます。

特に、「永遠の活力エリア」を丹念にさすることです。小腸に熱が発生すると、脚部の冷えも改善されます。

「過敏性大腸炎が治まり、おなかの調子がよくなりました」

野口久美子さん（四〇歳）

過敏性大腸炎があり、激しい腹痛と下痢に悩まされていました。何を食べてもすぐにおなかを壊してしまい、何度もトイレに行かなければならないのです。病院の消化器内科で検査してもらっても、これといって原因が見当たらないのです。対症療法としてのお薬を何年間も投与されて飲み続けてきました。けれども、一向に症状は改善しませんでした。

ところが、おなか、特におヘソの周辺を毎日暇さえあればさするようにしていると、どんどん症状が落ち着いてきて、あれほど大変だったおなかの調子がよくなったのです。今は、下痢はすっかり止まりました。

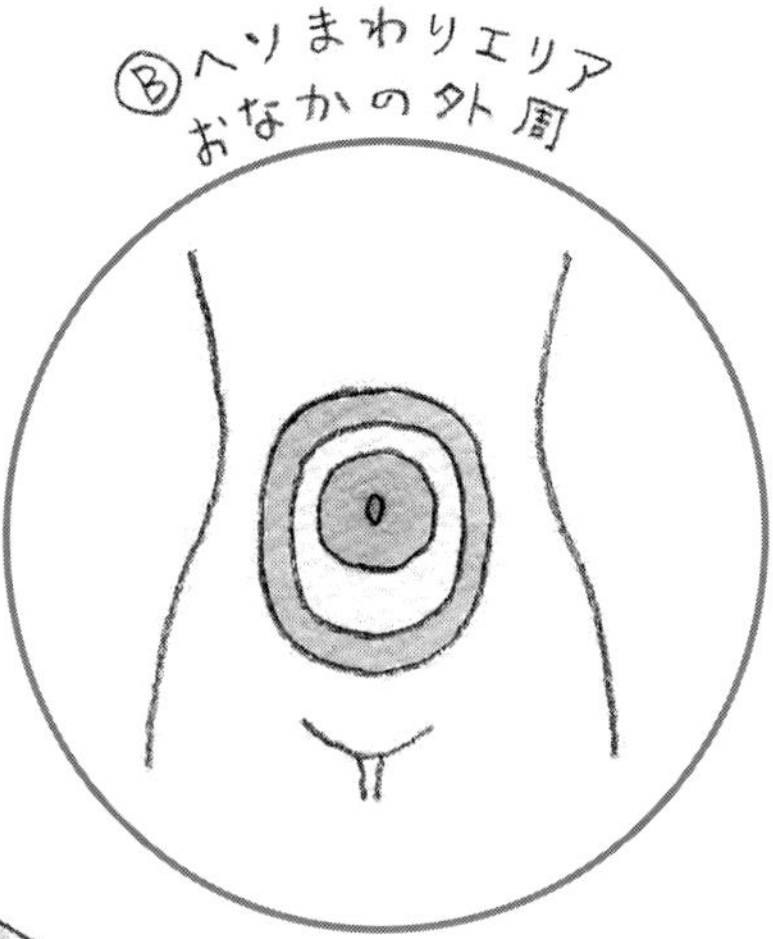
Ⓑヘソまわりエリア
おなかの外周

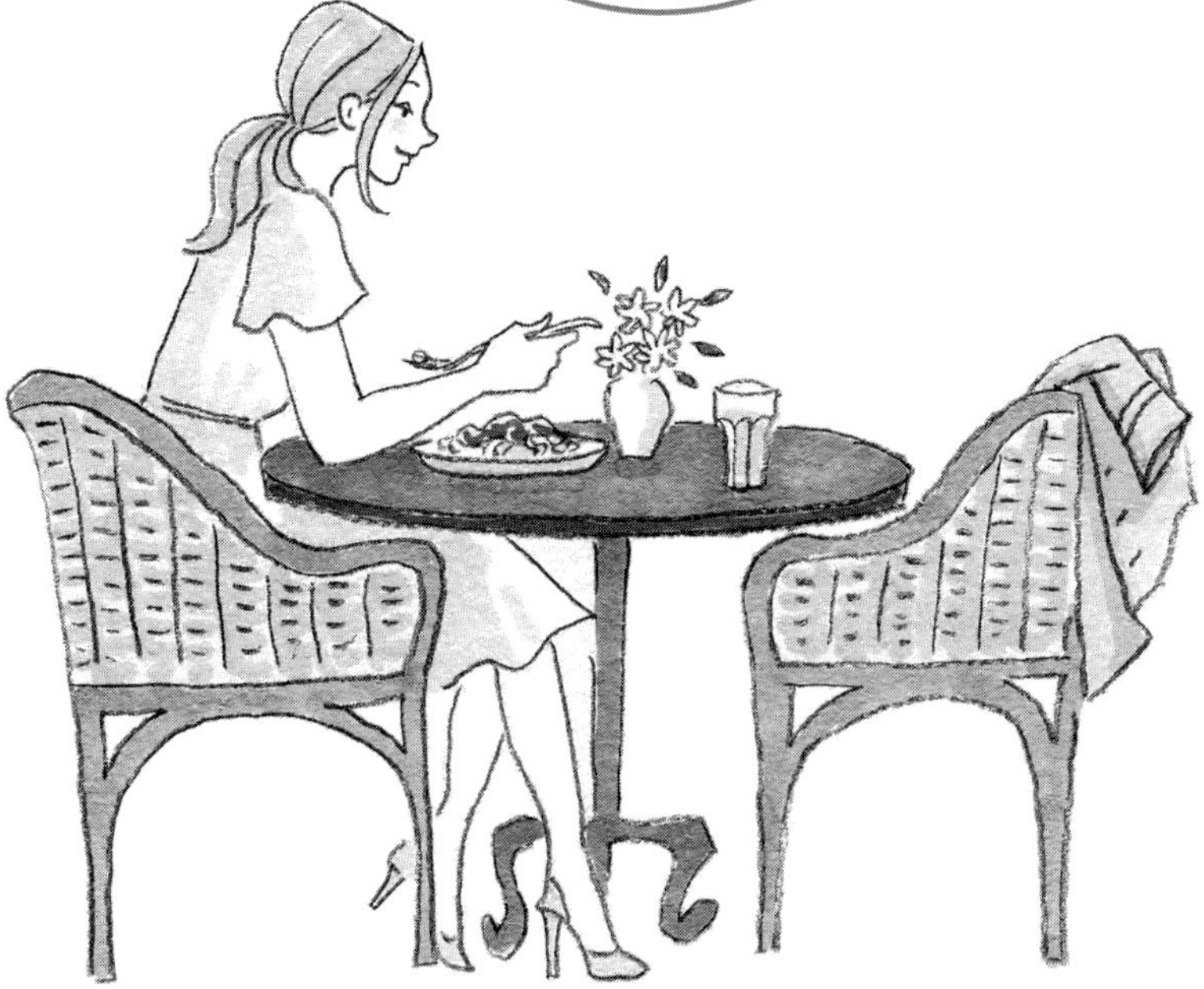

●石橋先生から一言

過敏性大腸炎というのは、多くの場合はストレスによって自律神経がコントロールできなくなったことによるものです。大腸が過敏に反応して、下痢症状を引き起こすのです。そのため、頻繁に下痢を起こしているほどには、体重はそれほど減少しません。

腹部全域、特に「ヘソまわりエリア」と「おなかの外周（大腸の上）」を軽く刺激して按撫することによって、自律神経がコントロールできるようになれば、自然に治まります。

「耳のまわりの圧迫感がなくなりました」

大橋由美さん（六四歳）

以前、突発性難聴を患っていました。その後、聴力は回復したのですが、耳のまわりや首から耳にかけて、常に圧迫されるような重苦しい感じが残りました。そのうえ、いつも首や肩、背中の痛みがありました。足もいつも冷たくて、体を動かすのがつらかったのです。

おなかをさするようになると、おなかから背中に、そして体じゅうに温かさが広がっていきました。今は、首や肩の痛みもなくなって、とても楽になりました。それと同時に、便秘気味だったのが改善し、お通じがよくなりました。

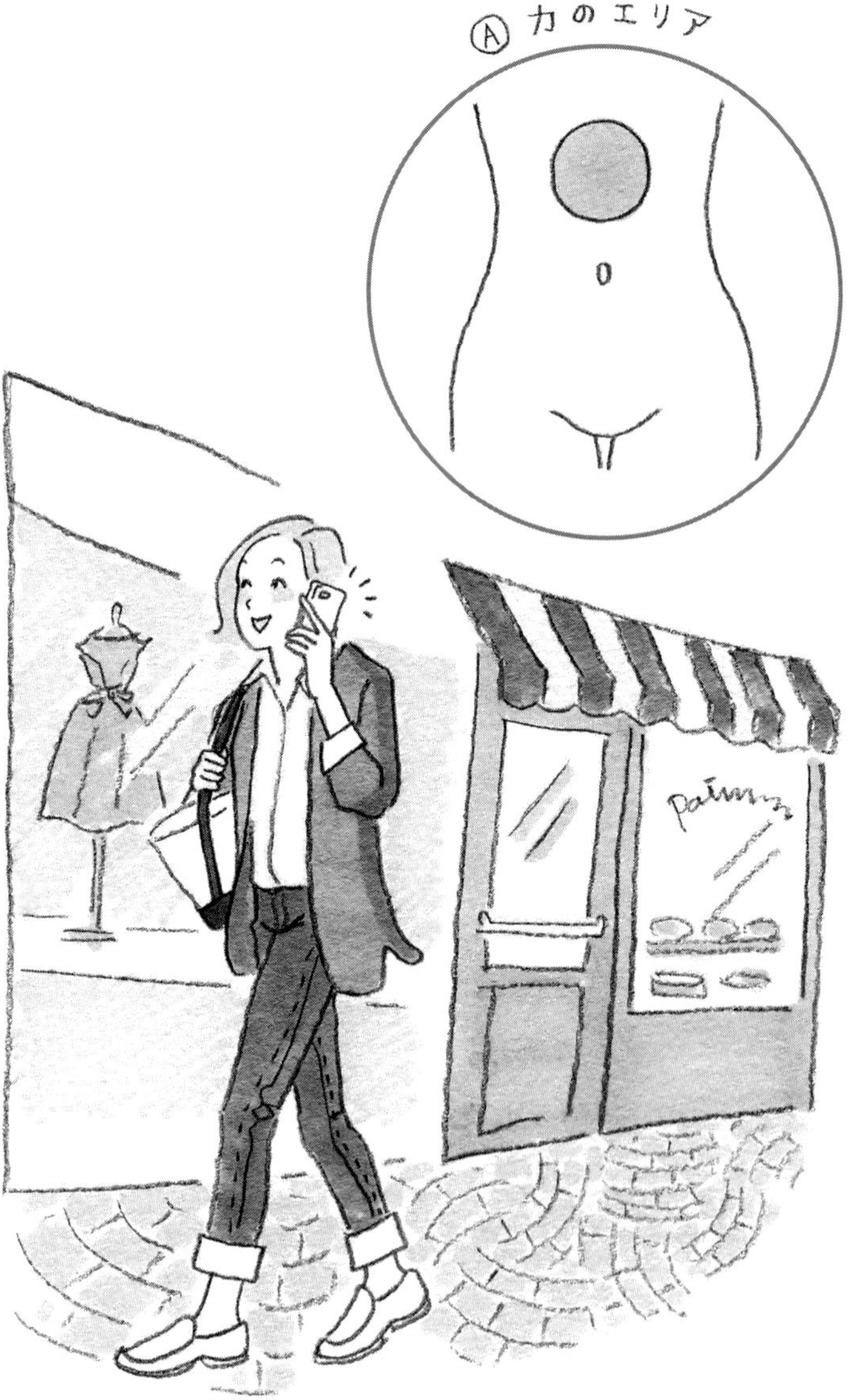
Ⓐ 力のエリア

●石橋先生から一言

大橋さんの場合、頭を支える首の筋肉に強い緊張がみられます。突発性難聴の影響もあるでしょうが、それよりも自律神経が不均衡状態になったことが、首や肩の緊張を促していると思われます。

「力のエリア」を丹念にさすり続けることで自律神経の均衡が保たれるようになり、ひいては諸症状が改善されました。

生活習慣で気をつけたいこと

間違った生活習慣を続けていては、いくら「ヘソさすり」をしても不定愁訴の症状は根本からは解決しません。

ここでは、気をつけたい生活習慣についての質問にお答えします。

Q 冷え症に悩まされています。気をつけることはありますか？

A 毎日決まった時間に、食事をとるようにしましょう。

体つきはほっそりしているのに、下腹部だけポッコリ出ている人を見かけます。ポッコリ下腹部の原因のひとつには、食事の時間が不規則なことがあげられます。

65ページに臓器のイラストを示しましたが、このようにきちんと臓器がおなかに収まっている人はほとんどいません。横行結腸がおヘソ近くまで垂れ下がっているケースが圧倒的に多いのです。

おなかは、平滑筋という筋肉が支えています。筋肉ですから、年を重ねるとともに、経年劣化を起こします。まして、おなかの中は中空になっていて、たくさんの臓器はぶら下がっている状態です。筋肉の支えがなくなると垂れ下がり、腸の動きが制限されるようになってしまうのです。いわゆる胃下垂や腸の下垂です。

また、行き過ぎたダイエットも問題です。食べないとおなか全体が空っぽになってしまいます。

内臓はおなかという入れ物の中にぶら下がっているだけですから、もともとたくさんの内臓で支えあってほどよい場所に収まっているのに、中身が空になって支え合えなくなると、ストンと落ちてしまうのです。こちらも下腹部に内臓がたまってしまう原因になります。

下腹部に内臓が集まると、脚の付け根の鼠蹊部が押し付けられるようになります。すると、大腿血管の元栓が閉められたような状態になり、体から脚に温かい血が流れにくくなります。血流は滞り、足が冷えてしまうのです。

ひざ下の冷えは、小腸の冷えを促します。また、太ももの冷えは、大腸を冷やします。

脚全体が冷えると、小腸と大腸が冷えてしまい、消化吸収がままならなくなり、栄養や水分を補給することが難しくなります。ひいては、体じゅうの不定愁訴をもたらすことになるのです。

また、食事をすると胃の下側のカーブしている大彎部《だいわんぶ》に入り、重みで大腸の横行結腸を押すのです。それが刺激となって、腸が動いて排便を促します。

食べすぎも食べなさすぎも体によくありません。決まった時間にほどよい量の食事をとることが、冷えの改善やお通じ、美容の面からも大切です。

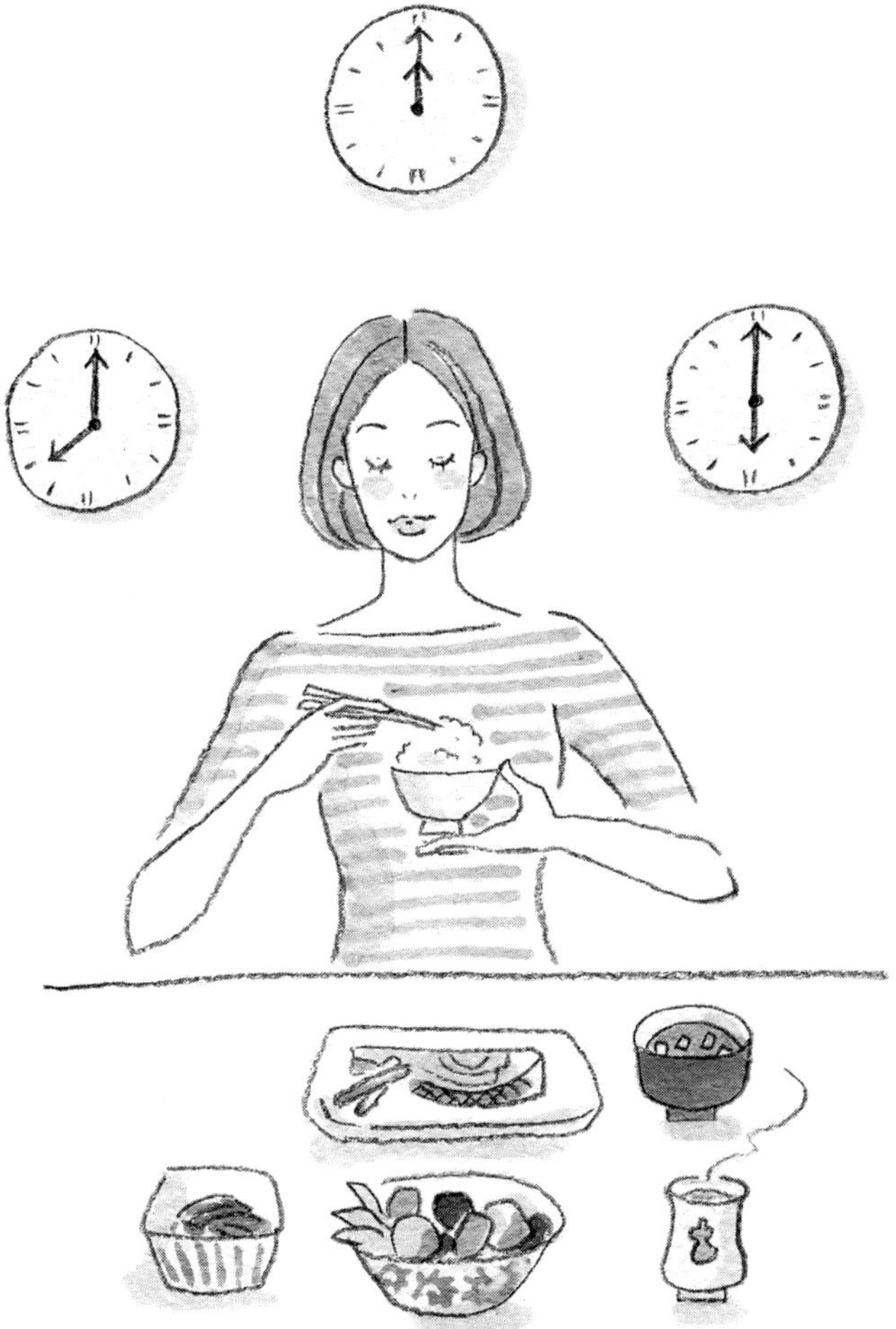

Q 座った状態で「ヘソさすり」をしたいのですが、なにかよい方法はありますか？

A 椅子の背もたれを利用しましょう。

座ったり立っていると、おなかに力が入ってしまい、正しい按撫ができなくなってしまいます。基本はできるだけ仰向けに寝た姿勢でやるのですが、お勤めしている人は、このような方法がおすすめです。

休憩時間などに、椅子に浅く座って上半身を後ろに思いきり倒して、仰向けに近い状態で行ないます。デスクチェアーのように背もたれが可動式のものだとやりやすいでしょう。**おなかをさする前に、両手を合わせて一〇回ほどこすり、手のひらを温めてから行なうようにします。**

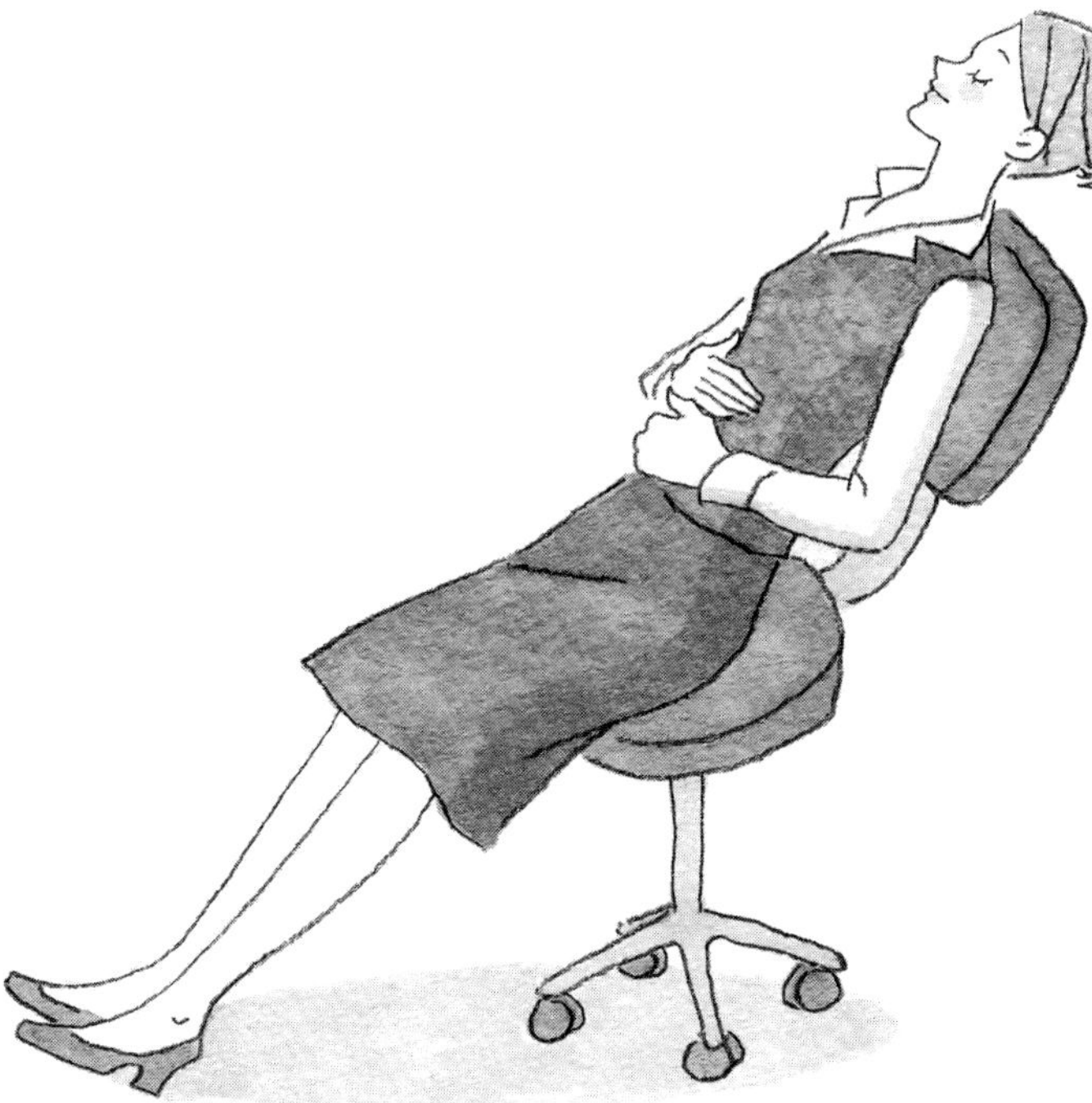

Q 毎年秋になると、体のあちこちに不調が表れます。どうしたらいいのでしょうか？

A 夏に体を冷やしたことが原因です。夏の過ごし方を改めましょう。

最近、一〇月から一一月ごろにかけて体調を崩す人がたくさん見うけられます。主に、夏の間に体を冷やしたために起こる症状です。

夏で暑いからとエアコンの効いた部屋で体を冷やしたり、短パンなどの服装で下肢を冷やしたことで、小腸や大腸が冷え、秋になってから体の不定愁訴として表れたのです。

現代は、暑い夏こそ体を冷やさないように気を付けたいものです。

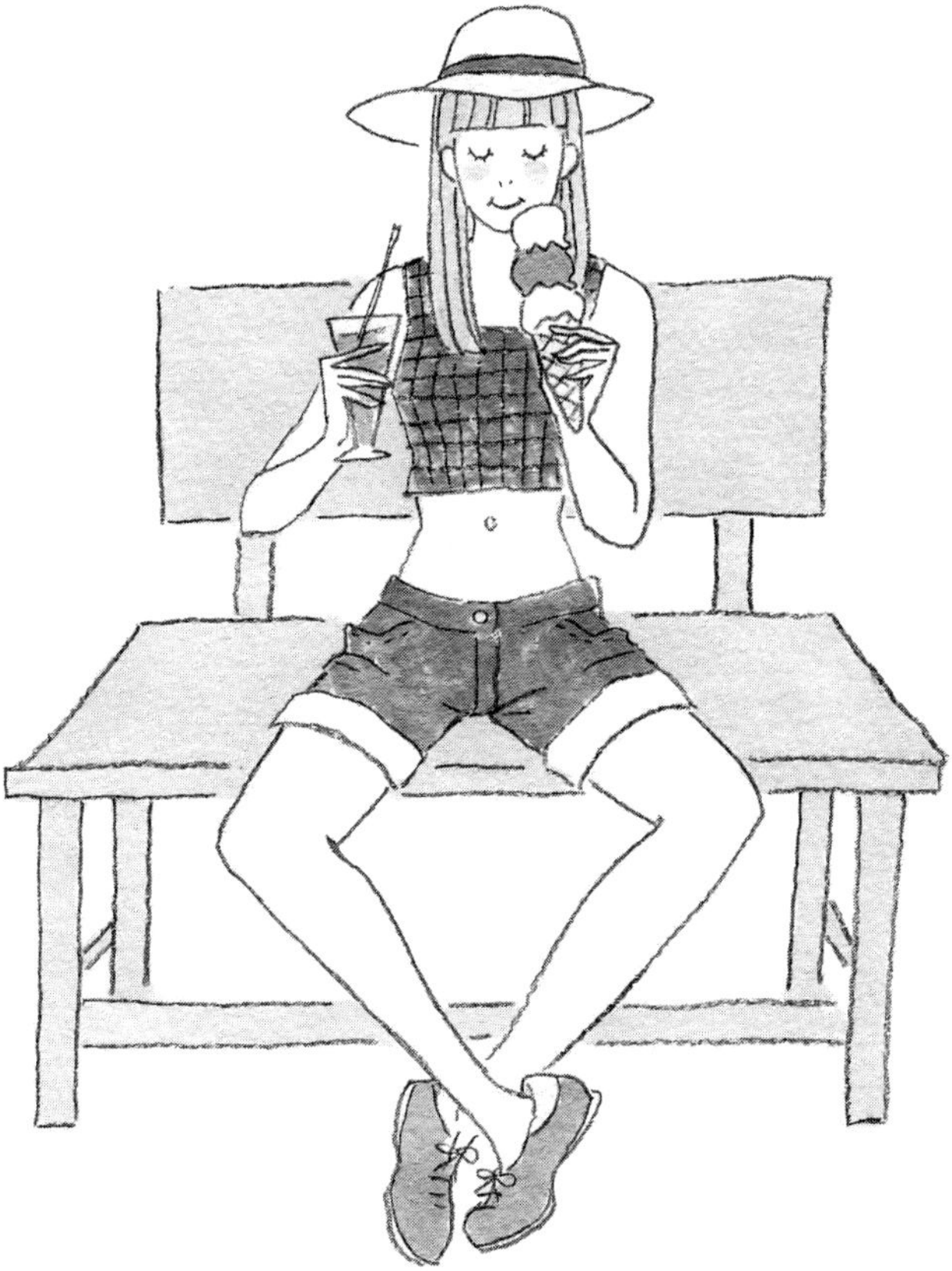

Q その日によって違う場所が痛むのです。この痛みをなくすことはできないでしょうか？

A まんべんなくおなかの外周をさすり続けましょう。

日替わりで感じる痛みは、腸内にガスが溜まっていることが主な原因と考えられます。特に大腸の中で発生したガスが移動するのに伴って、痛い場所が変わるのです。

このようなときには、おなかの張りを強く感じるはずです。

まんべんなくおなかの外周をさすり続けることによって、症状は軽減するでしょう。

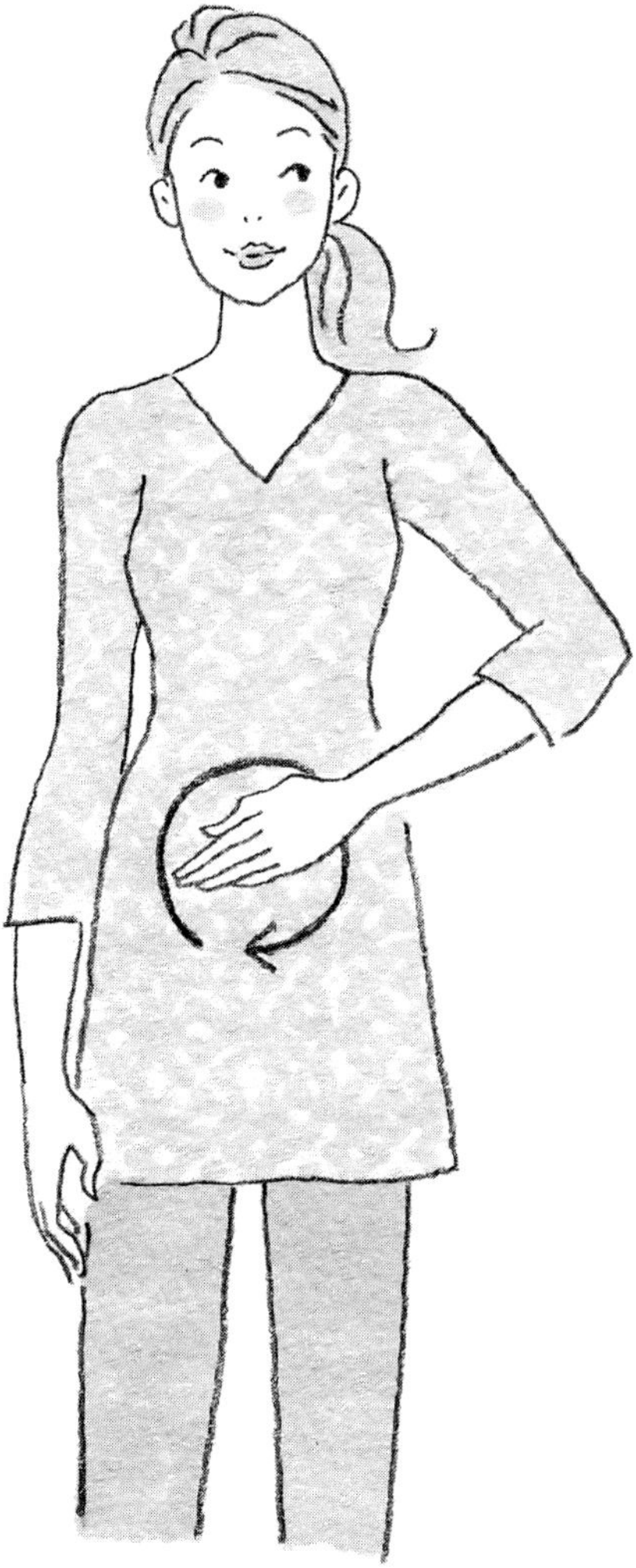

Q いつも体が冷えています。それに肩コリ、腰痛、便秘にも悩まされています。このつらさをなくすためのよい方法はないでしょうか？

A おなかを温め、溜まっているガスを出しましょう。

日常的に感じる体の冷えは、おなかの活動が停滞しているためにガスが溜まっていることが原因と考えられます。特に、便秘や下痢が続いていると、腹腔内にガスが貯留しやすくなります。

おなかの活動を促し、ガスを出すようにしましょう。

まず、おなかの外周からさすり始めます。おなかが温かく感じてきたら、下腹部から鼠蹊部にかけて丹念にさすり続けるとよいでしょう。

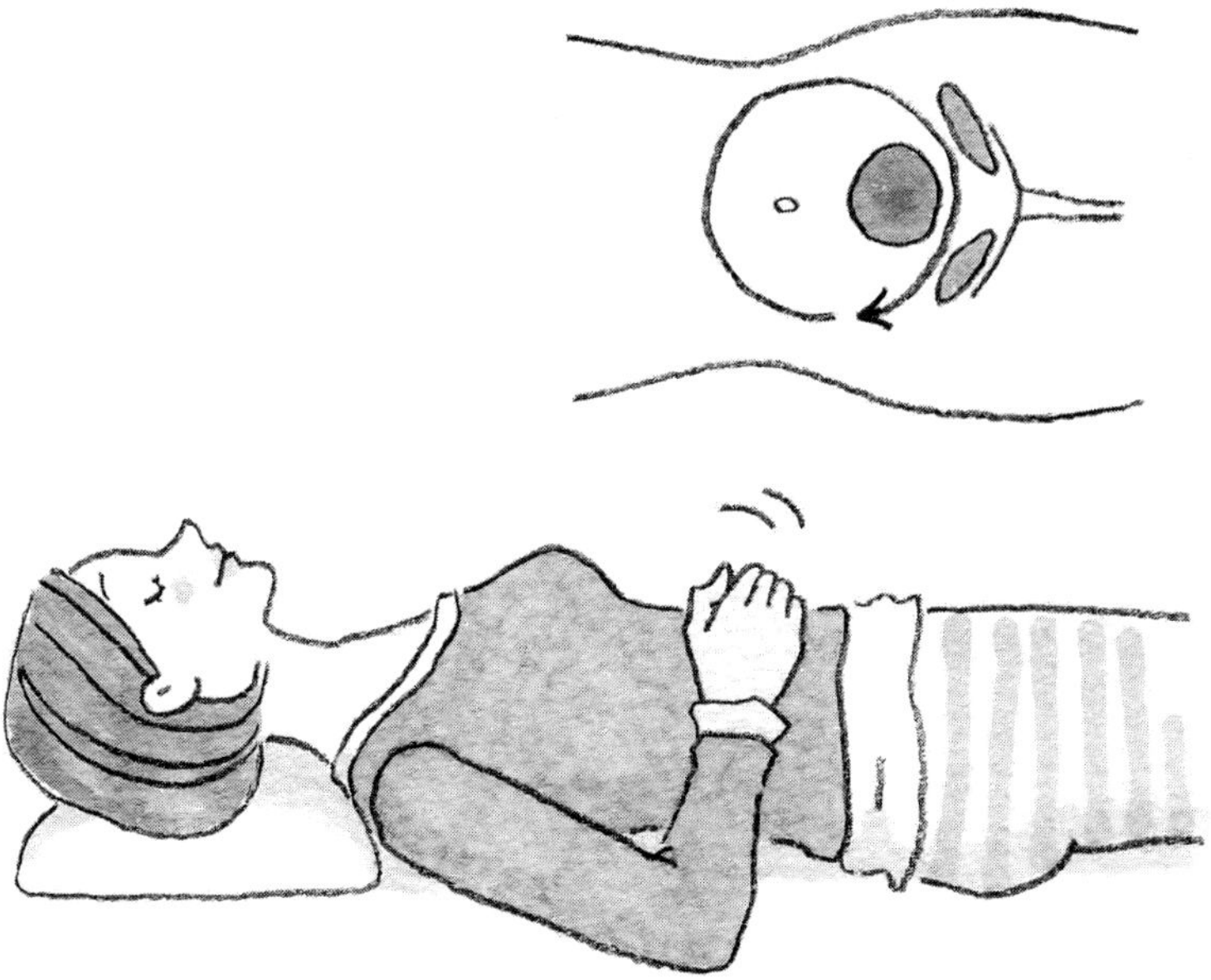

Q 仕事中におなかをケアする方法はありませんか?

A 長時間座り続けることで脚やおなかが冷えます。
おヘソとみぞおちの間にカイロを貼ったり、
鼠蹊部をさすりましょう。

デスクワークなどで一日中座っている姿勢が続くと、太腿の付け根の鼠蹊部が圧迫され、脚に血行が行き渡りにくくなって脚の冷えを招きます。脚が冷えると、ひいてはおなかも冷え、全身のつらい症状を引き起こすもとになってしまいます。

座った姿勢が長く続いたら、少し休憩してリラックスできる状態を作り、

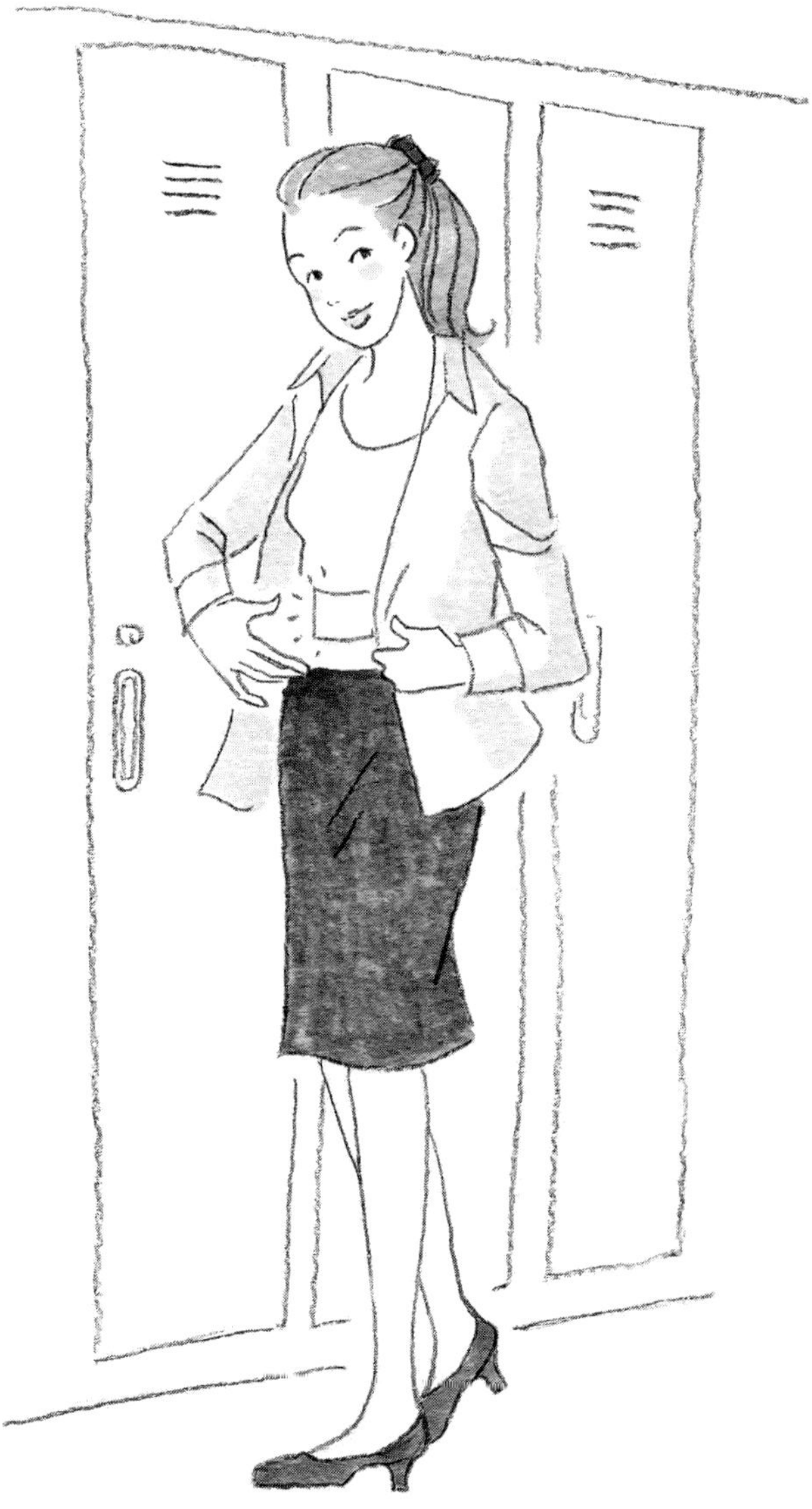

おなかを大きくゆっくりさすり続けましょう。さらに、鼠蹊部をさすって脚への血行を促します。しばらくすると、おなかから背中にかけて温かく感じてくるはずです

おなかの冷えには、おへソとみぞおちの中間あたりに使い捨てのカイロを貼るのもよいでしょう。

カイロが肌に直接触れないように、肌着などに貼るタイプのものを使用します。

不定愁訴を抑えるためには、日ごろからおなかを冷やさないようにする意識が重要です。

つらい症状がなくなる！
ヘソさすり

著　者　石橋輝美
発行者　真船美保子
発行所　KKロングセラーズ
東京都新宿区高田馬場2-1-2　〒169-0075
電話　(03)3204-5161(代)　振替　00120-7-145737
http://www.kklong.co.jp
印　刷　(株)暁印刷
製　本　(株)難波製本

ISBN978-4-8454-2377-4 C0047
Printed in Japan 2016